关于饮水您有哪些疑问?

喝纯净水就好吗?

本书将为您解答

守护你的生命丛书

总主编/ **金大鹏**

水与生命

主　编　马冠生

编　者（按姓氏笔画排序）

王　宓　王　琰　叶必雄　向　楠

刘铜华　严　翊　张　岚　张　娜

郑瑞茂　柳长顺

Water

Life

人民卫生出版社

·北　京·

图书在版编目（CIP）数据

水与生命 / 马冠生主编 . -- 北京 ：人民卫生出版社，2026. 2. -- ISBN 978-7-117-39013-2

Ⅰ. R123.5

中国国家版本馆 CIP 数据核字第 2025LT1172 号

水与生命

Shui yu Shengming

主　　编：马冠生
出版发行：人民卫生出版社（中继线 010-59780011）
地　　址：北京市朝阳区潘家园南里 19 号
邮　　编：100021
E - mail：pmph @ pmph.com
购书热线：010-59787592　010-59787584　010-65264830
印　　刷：天津市光明印务有限公司
经　　销：新华书店
开　　本：710 × 1000　1/16　　印张：17.5
字　　数：180 千字
版　　次：2026 年 2 月第 1 版
印　　次：2026 年 2 月第 1 次印刷
标准书号：ISBN 978-7-117-39013-2
定　　价：88.00 元
打击盗版举报电话：010-59787491　E-mail：WQ @ pmph.com
质量问题联系电话：010-59787234　E-mail：zhiliang @ pmph.com
数字融合服务电话：4001118166　E-mail：zengzhi @ pmph.com

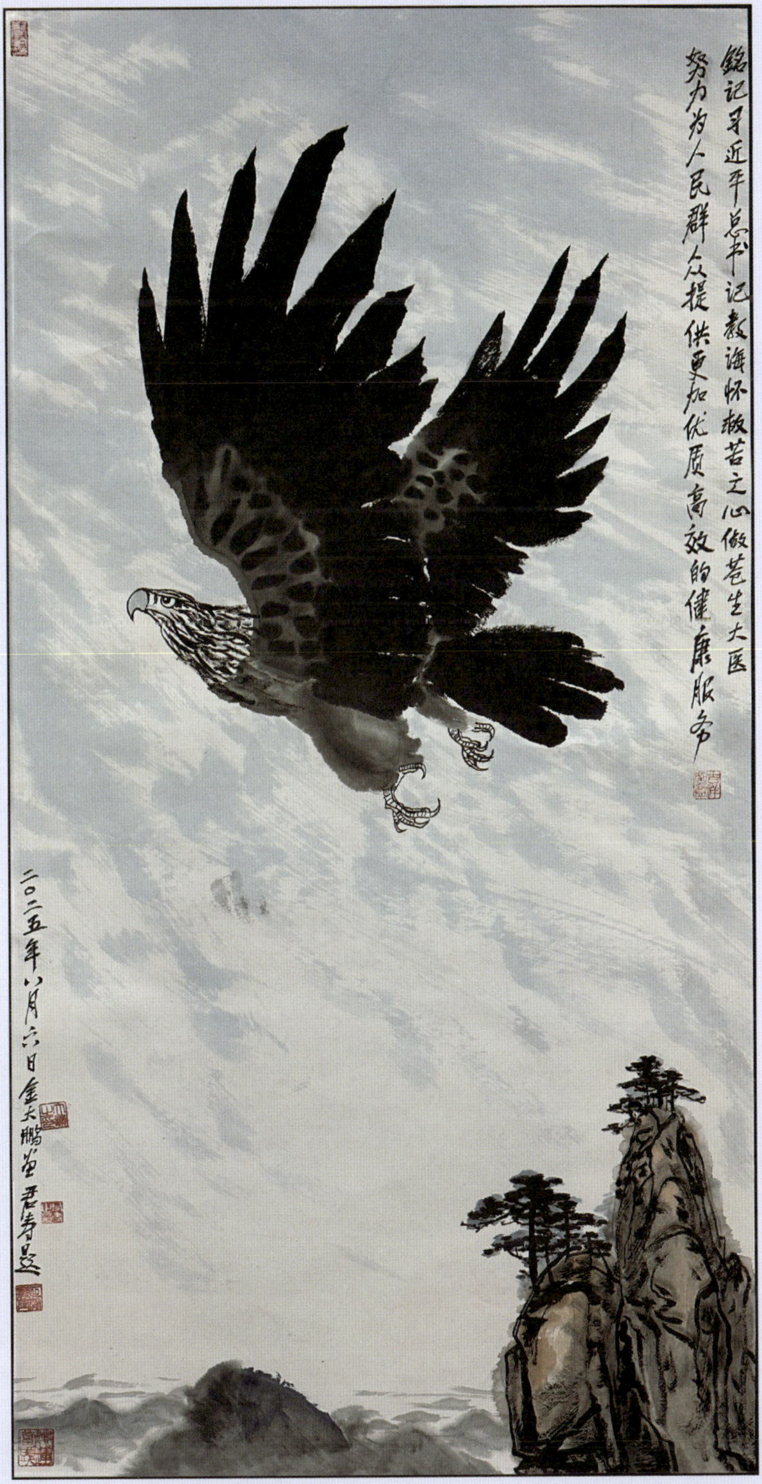
铭记习近平总书记教诲怀救苦之心做苍生大医
努力为人民群众提供更加优质高效的健康服务
二〇二五年八月六日 金大鹏画 君寿题

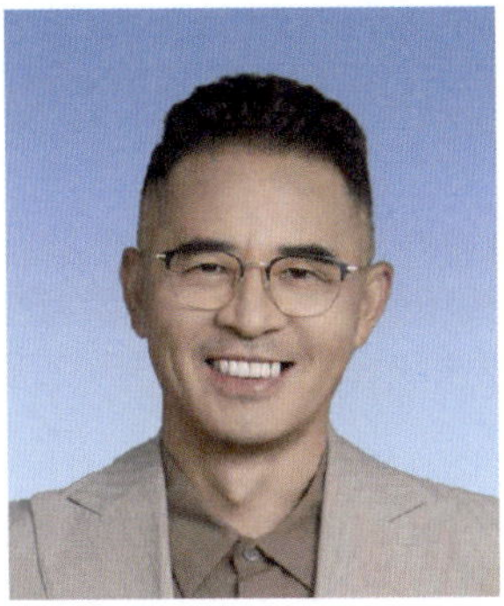

主编简介

马冠生，北京大学公共卫生学院教授。从事营养与健康研究30余年，负责60余项科研项目。发表中英文学术论文500余篇，2019—2025年连续7年入选爱思唯尔发布的“中国高被引学者榜单”。现任国家食物与营养咨询委员会委员，国务院食品安全委员会专家委员会委员，国家健康科普专家库成员，海南健康发展研究院特聘副院长，海南健康发展研究院健康传播中心主任。

曾荣获全国创新争先奖、第十六届吴杨奖、第七届“国家卫生计生突出贡献中青年专家”荣誉称号、“全国优秀科技工作者”称号、公共卫生与预防医学发展贡献奖。

创办“马博士健康团”，致力于营养与健康传播，发表科普文章2 000余篇，新媒体阅读量超过5亿。荣获“典赞·2020科普中国”年度科普特别人物等20余项科普奖。

内容简介

关于饮水您有哪些疑问？喝纯净水就好吗？本书将作者多年来积累的饮水与健康科学研究成果落地，用科学且通俗易懂的语言解答广大群众在日常生活中遇到的饮水相关问题和困惑，提供正确的饮水与健康知识。全书共分为九章，第一章介绍了我国水资源的现状与特点，以期让大家树立珍惜水资源的意识，培养节水习惯；第二章介绍了水的特性与生理功能，让大家了解水的“性格特点”和“作用功效”；第三章介绍了水卫生与健康的关联，让大家了解水卫生相关指标及水卫生与健康的关系，学会保障水卫生的简易有效措施；第四章介绍了饮水、水合状态与健康的关系，以期让大家学会自己判断饮水量和水合状态，重视水对健康的影响；第五章介绍了不同类型的饮用水与健康的关联，对日常生活中常见的饮用水类型进行了深入分析，让大家选对水、喝对水；第六章谈了中医学中的各种“水”，让大家了解传统的饮水文化与中医学有着密不可分的关系；第七章介绍了不同人群科学饮水的建议，包含针对不同生理阶段人群的细致饮水建议，指导大家科学饮水；第八章介绍了不同疾病状态下人群的科学饮水建议，指导大家饮水要因“病”而异；第九章介绍了不同场景下的科学饮水。

前 言

水是地球上最常见的物质之一，是包括人类在内所有生命生存所不可或缺的资源，是生物体最重要的组成部分，也是人体所必需的营养素之一，参与机体多种生理活动。水参与机体渗透压、电解质平衡的调节，是营养物质在体内代谢、吸收和运输过程中重要的溶媒，还可以参与体温调节，润滑机体的器官和组织。安全、足量、科学饮水，维持适宜水合状态，对于维护个人健康具有十分重要的作用。然而，水的重要性尚未得到足够的重视，常常被忽略。

水的卫生和安全是重中之重，面对水可能存在的问题和隐患，世界卫生组织、欧盟食品安全局以及各个国家均对其安全相关的指标制定了明确的标准，我国也有对于生活饮用水、包装饮用水等的相关标准。除了水的卫生和安全，饮水量也和健康息息相关。多项研究显示，饮水不足导致机体出现脱水状态，会降低机体的活动能力、认知能力，还会增加泌尿系统感染和结石的发生风险。调查研究显示，我国居民饮水不足的现象比较普遍，且有较大比例的人群处于脱水状态。另外，随着居民对健康的关注度越来越高，不同类型水中营养素与健康的关系也得到了广泛讨论，居民需要得到正确科学的答案。新媒体和其他媒体的发展，为饮水相关知识的普及提供了很好的平台，但也带来了不利影响，如饮水相关谣言四起，人们对饮水知识更为困惑。有关居民对饮水认知的相关调查显示，多数居民不了解科学的饮水量、如何科学选择饮水类型、何种饮水方式是健康科学的，这会直接影响居民的饮水量、饮水方式和对饮水类型的选择等，从而影响机体的水合状态，乃至健康。将饮水与健康相关的科研成果和正确的理论知识“落地”，转化为适合居民的饮水与健康相关科普知识，提升居民饮水素养，也是科研工作者亟待解决的难题和理应承担的社会任务。

鉴于此需求和现状，北京大学公共卫生学院组织来自高校、医院和疾控机构等多个单位饮水与健康领域的专家学者，结合我国居民饮水行为的实际情况、居民的饮水文化以及专家学者多年来饮水相关研究得到的实践成果，共同编写了《水与生命》一书。

本书旨在通过科学、规范、易于理解的方式，向居民普及饮水知识，引导大家树立正确的饮水观念，更好地理解饮水与健康的关系，促进居民形成健康饮水行为，为构建健康社会、促进全民健康发挥积极作用。

由于编写时间和编者学识有限，对此书中存在的不足之处，敬请同行专家和读者指正。

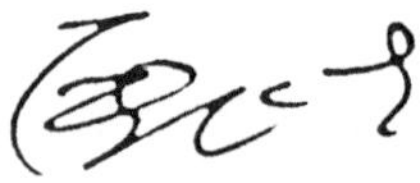

2025年10月

目 录

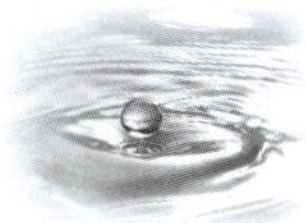

第一章

水资源

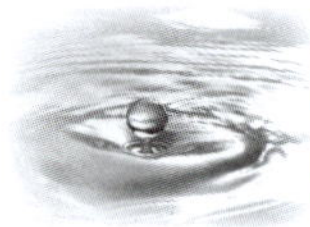

第二章

水的特性及生理功能

第五章

不同类型的饮用水与健康

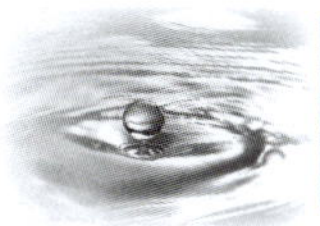

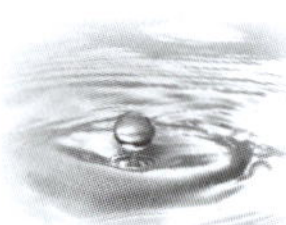

第七章

不同人群科学饮水

第八章
不同疾病状态下科学饮水

第一章 水资源

第一节 神奇的水世界

一、水为什么是生命之源

水（H_2O）是地球上最为普遍，也是最为重要的物质之一，可以说没有水就没有生命。水是所有已知生命形式的基础溶剂，支持细胞化学反应，运输营养物质和废物。同时，水是地球上有限且不可或缺的资源，影响着生态系统的稳定和健康。

听专家说

没有水就没有生命。

1. 水是生命体的基本组成成分

从微生物到大型动植物，水都是它们体内最丰富的成分之一，例如：微生物体内含水量为70%~85%；植物体内含水量为60%~90%，有些草本和多肉植物的含水量甚至可以达到90%~95%；虽然不同种类的昆虫体内含水量差异明显，但也几乎不会低于50%；而鸟类、爬行类、哺乳类动物体内含水量为60%~75%。研究显示，人体内含水量为60%~70%。

2. 水是人类生存和发展不可或缺的资源

从最早的定居社会到现代的工业化城市，水一直是推动文明发展的核心动力之一。水不仅是人类生存的基础，也是农业、工业、能源生产等各个领域的基础生产资料。日常生活中的烹饪、洗澡、清洁等都离不开水；农作物生长需要水的灌溉；货物通过航运在地球各大洲之间运输；工业产品需要水来加工、冷却和稀释；发电厂需要利用水流来驱动涡轮机产生电力等。

水在生命活动中扮演了不可替代的角色。水不仅是生物体内的主要成分，参与生物的基本生理和生化过程，同时也是重要的生产资源。没有水，生命将无法存在，社会将无法发展。

二、地球上到底有多少水

地球上所有的水加起来大约有 13.86 亿 km^3，其中约 96.5% 是咸的海水，淡水资源仅约为 2.53%（大部分分布于冰川、冰帽和永久积雪中），人类可利用的淡水资源量不足 1%，且分布不均。

听专家说

地球也被称为“蓝星”，因为其表面几乎 75% 都被水覆盖；同时，每滴水都在空气、陆地和海洋中不断循环，支撑着整个生态系统的运转。

1. 水的总量及分布

地球上所有的水加起来大约有 13.86 亿 km^3，相当于直径 1 383km 的巨大水球。然而，地球上的大部分水是我们无法直接利用的海水，淡水的总量仅为 3 503 万 km^3，占比约 2.53%。而就在淡水中，约 70% 是以冰的形式被锁在冰川、冰盖、冻土中，29% 存储在地下，可供利用的各类地表淡水资源（包括河流、湖泊、沼泽水等）占比不到 1%。

地球总水量估算

来源	水量（千亿 m^3）
海洋、海域和海湾	13 380 000
冰盖、冰川和永久积雪	240 640
地下水	234 000
其中：淡水	105 300
其中：咸水	128 700
土壤水分	165
地下冰和多年冻土	3 000
湖泊	1 764
其中：淡水	910
其中：咸水	854
大气	130
沼泽地	115
河流	21
生物水	11

2. 可再生水资源量

受水循环影响，地球上的水也在不断地更新，因此我们更加关注可再生水资源量。根据联合国粮农组织（FAO）公布的统计数据，世界上的可再生陆地淡水资源大约为 42.8 万亿 m^3/ 年，我国为 2.8 万亿 m^3/ 年，占全球的 6.5%。然而随着人口的增长，人均可再生水资源量日益紧张，世界人均可再生水资源量不断下降，我国人均可再生水资源量也在不断下降，远低于世界平均水平。

健康加油站

地球表面几乎 75% 都被水覆盖，但人类可利用的水资源量不足 1%，我国水资源总量相对丰富，但人均远低于世界平均水平。我们应该不断增强节水意识，共同保护水资源。

三、什么是水循环

水循环是地球上的水在大气、地表和地下不断循环运动的过程。水通过蒸发从地表进入大气，冷却后形成云朵，再以降水形式落回地表。降水在地表形成径流，流入河流、湖泊或渗透进入地下，储存在地下水层中。地下水最终又会回到地表，重新开始这一循环过程。

听 专家说

水循环描述了水在地球上的存储和运动过程，涵盖了液、固、气三种不同形态，以及它们的运移过程。这一过程受到自然因素和人类活动的共同影响，涉及水的存储、流动和产生的各个环节。

1. 水的存储

水资源的存储分布广泛，包括大气、地表、地下和冰冻等形态。在大气中，水以气态、液态和固态形式存在，形成云层、雨雪、冰雹等。地表上的水以湖泊、河流、湿地等形式存在，而地下的水则以含水层和岩石裂缝中的地下水形式存在。冰雪则储存在高海拔和极地地区，成为水循环的一部分。这种广泛的存储方式使水能够在地球不同地区和介质中自由流动，形成丰富多彩的水循环系统。

2. 水的三种形态

水有固态、液态、气态三种形态，三种形态的转化构成了水的循环过程。水在大气和地球表面之间通过蒸发、蒸腾和降水进行运动。地表水（主要是海洋）受热后蒸发形成水蒸气，随着空气上升，并通过大气循环实现水的运输；气温降低，水蒸气冷却凝结成云雾，最终形成降水返回地面；陆地表面的水通过雪融、径流和河流的方式移动；同时水也通过渗透进入地下，地下水在含水层内流动，并可以通过泉水或自然地下水排放进入河流和海洋。这一复杂而精密的水循环系统使水资源得以再生利用，生态系统得以平衡。

3. 水循环的动力

水循环的动力来源主要是太阳能

和重力。太阳的热量加热地表水体，促使水蒸发，变成水蒸气进入大气中。此外，植物通过蒸腾作用也将水分释放到大气中。当水蒸气冷却后凝结成水滴，形成云，并最终以降水的形式（如雨、雪等）落回地面。重力作用促使降水后的水流向低处，最终汇集到河流、湖泊和海洋，完成水循环过程。

健康加油站

人类活动（包括水工程建设、城市化、农业灌溉、地下水开采和废水排放等）对水循环产生了显著影响。这些活动改变了水循环的自然模式，可能导致生态系统失衡、洪旱灾害和水污染等问题。因此，理解和管控人类活动对水循环的影响，对于实现水资源可持续利用和环境保护至关重要。

为减缓生态环境恶化、实现水资源的可持续开发与利用，需要全社会的广泛参与和多方面的行动，包括生态环境保护、节水技术推广、可再生能源利用、水资源监测与调控以及法律政策制定等。通过全球范围内的合作和行动，才能实现水资源的可持续利用和人类社会的可持续发展。

第二节 我国水资源状况

一、我国降水有什么特点

降水是水循环的重要组成部分，是自然界中发生的雨、雪、露、霜、霰、雹等现象的统称。我国位于北半球副热带和中纬度地区，降水具有显著的地域性差异、季节性变化和年际变化大的特点。

听专家说

我国降水的地域分布特征主要由其特殊的地理位置所决定，这与我国典型的季风气候密切相关。我国大部分地区的降水主要是由夏季东南季风从太平洋带来的丰沛水汽形成。水汽最先抵达我国东南沿海地区，形成丰沛降水，使该地区成为我国年降水量最丰富的区域。而我国的西北地区由于深居内陆，离海遥远，也就成为我国年降水量最少的区域。因此，我国降水量的空间分布呈现由东南往西北递减的格局。

从降水的季节分布状况来看，我国的降水主要集中在夏季汛期6至9月份，也就是东南季风盛行的时候，所以我国的气候特征表现为“雨热同期”。在冬季，我国盛行来自亚欧大陆内部的西北季风，水汽含量少，形成的降水不多。

年际变化大也是我国降水的主要特点之一。我国降水的主要来源是夏季风，而夏季风的早晚、强弱、进退等有明显的年际差异。此外，寒潮的强弱和次数、台风的多少和路径，以及距海远近、地势地貌等都会影响降水的年际变化。

健康加油站

降水是自然水循环的重要环节，是地球可再生水资源的主要来源。在农业生产中，降水可补充土壤水分、缓解干旱，适度的降水有助于抑制病虫害的发生和蔓延。在生态环境方面，降水具有净化空气、为河湖湿地补水等功能。在生活中，降水具有降低温度、保持湿度、预防火灾等作用。

二、我国有多少河流

我国河流众多，是世界上河流最多的国家之一。我国有许多源远流长的大江大河，其中流域面积超过 1 000km^2 的河流就有 1 500 多条。河流包括注入海洋的外流河和与海洋不相沟通的内流河。

听专家说

据 2022 年统计，我国流域面积为 50km^2 及以上的河流有 45 203 条，总长度为 1 508 490km。我国河川径流量丰沛，仅次于巴西、俄罗斯，排在世界第三位。我国河流水能蕴藏量极为丰富，达 6.8 亿千瓦，居世界首位。

我国境内的“七大水系”均由河流组成，这“七大水系”分别为长江水系、黄河水系、珠江水系、辽河水系、松花江水系、淮河水系、海河水系。其中最具有代表性的河流为长江和黄河。长江是我国第一大河，世界第三大河。黄河作为我国的母亲河，是我国第二长河。黄河流域是中华文明的主要发祥地，由于上、中游黄土高原的水土流失，它也成为了世界上含沙量最大的河流。

按照河流径流的循环形式，我国的河流分为外流河和内流河。我国内流区域与外流区域的界线：北段沿着大兴安岭—阴山—贺兰山—祁连山（东部）线，南段为巴颜喀拉山—冈底斯山线。这条线的东南部为外流区域，约占全国总面积的 2/3，河流水量占全国河流总水量的 95% 以上；这条线的西北部为内流区域，约占全国总面积的 1/3。我国境内的河流主要流向太平洋，其次流向印度洋，只有少量流入北冰洋。

健康加油站

我国拥有众多河流，覆盖了全国各地，在我国的经济社会发展和生态环境保护中发挥着重要作用。保护和管理好这些河流，对保障国家供水安全、维护生态平衡和营造美好的生活居住环境具有重要意义。

三、我国缺水吗

水是生命之源，生产之要，生态之基。水资源问题是 21 世纪全球资源环境的首要问题，据《联合国世界水发展报告》分析，全世界有 20 亿 ~30 亿人身处缺水困境，如果不加强这一领域的国际合作，缺水问题在未来几十年内将愈演愈烈，城市地区尤甚。

听专家说

1. 我国水资源时空分配不均

我国水资源总量多，但是水资源的时空分配却极不均衡，一些地区面临着严重的水资源短缺，承受着巨大的用水压力。为解决供水安全问题，我国开展了大规模的水利工程建设，供水保障能力显著提升。

按照 2023 年全国总人口 14.1 亿计算，我国人均水资源占有量仅为 2 015m^3。我国水资源的基本状况是总量多人均少、时空分布不均。空间分布不均主要体现在南多北少，沿海多内地少，山地多平原少，生产力布局和水土资源不相匹配，水资源供需矛盾突出，水资源短缺已成为制约国家经济可持续发展和社会长治久安的重大问题之一。

2. 我国部分地区存在工程性缺水和水质性缺水问题

我国西南地区，如云南、贵州等地，水资源量相对比较丰富，但是由于特殊的气候和地理条件，枯水期长，人高水低、地高水低，需要大量水利工程进行调节。由于这些地区分布着大量喀斯特地貌，兴建水利工程的条件相对较差，长期以来存在工程性缺水的问题。水质性缺水是指大量排放的废污水造成淡水资源受污染而短缺的现象。近年来，随着水利工程的建设和水生态环境的改善，工程性缺水和水质性缺水问题均得到一定程度的缓解。

为了解决供水安全问题，我国开展了大规模的水利工程建设，截至2023年底，建成大、中、小型水库9.8万座，建成1万亩以上的大中型灌区7 000多处。对于京津冀等人口经济与水资源承载力严重失衡的区域，在大力推进节约用水、提高水资源利用效率的基础上，推动更大范围的水资源调配，随着南水北调东中线一期工程建成通水，重点地区的水资源供需矛盾得到了显著缓解。全国水资源配置和城乡供水体系逐步完善，重要城市群和经济区多水源供水格局加快形成，城镇供水得到有力保障，农村自来水普及率提高到90%。

健康加油站

不断提高人们的节水意识以及企业的水资源保护意识，将水资源保护渗透在日常生活与经济发展的每一个细节中，以经济高质量发展促进水资源利用效率提升，是缓解当前我国水资源供需矛盾的关键举措。要在全社会弘扬节水美德，倡导惜水爱水行为，营造护水节水的良好风尚。

四、气候变化对水资源有什么影响

气候变化对水资源的影响，主要表现为极端气候事件发生频率增加。2020 年，长江发生了 70 年来仅次于 1954 年、1998 年的流域性大洪水；2022 年，长江流域发生了 1961 年以来最大干旱。

听专家说

气候变化不仅会影响降水量、降水频率、降水强度、蒸发量及土壤含水量等，还会改变冰川、湖泊、湿地、植被等下垫面特征，进而引起水循环过程的系统性变化，最终影响水资源的时空分配过程。冰川的持续退缩正在影响径流及下游水资源。在全球 200 条大河中，近 1/3 的河流径流量出现减少趋势。高纬度地区和高海拔山区的多年冻土层正在变暖并融化。在我国，气候变化已经对冰川、积雪、冻土、河流及湖泊产生了显著影响。

气候变化对水资源的影响主要包括以下几个方面。

1. 降水模式改变

气候变化会引起降水模式改变，导致降水量、频率及强度出现突变性增加。降水模式的改变将导致水资源时空分布发生变异，部分地区可能面临干旱加剧，而另一些地区则可能遭遇更频繁、更强烈的暴雨，从而增加洪涝风险。这种不确定性的增加，使水资源管理变得更加困难，需要更灵活的策略来适应这种变化。

2. 冰川融化

气候变化导致极地和高山地区的冰川融化速度加快，这将直接影响到许多地区的淡水资源供应。虽然短期内冰川融化能增加淡水供给，但长期来看，随着冰川储量的减少，水资源将逐步衰减，从而引发部分地区的水资源危机，尤其是那些依赖冰川融水的区域。

3. 海平面上升

气候变化导致全球海平面上升，可能加剧沿海地区的咸水入侵，从而影响河口地区地表水资源和沿海地下水资源的可利用性。沿海城市和地区需要采取措施来应对这一挑战。

4. 生态系统的变化

气候变化将导致植被、湿地、河流及湖泊等各类生态系统发生改变。这些生态系统的变化可能会影响水资源的形成、质量及可利用性，进而对供水安全和生态系统服务功能产生不确定性影响。

健康 加油站

为了有效应对气候变化，我们应树立科学的低碳生活理念，养成良好的低碳生活习惯，降低碳排放量。这将从根本上保护水文、水资源和水环境，避免因人为活动引发剧烈的气候变化。政府及利益相关方应积极研发和推广清洁能源，推进水资源的循环利用，以实现人与自然的真正和谐共生。

第三节 我国供水安全状况

一、我国供水保障能力处于什么水平

中华人民共和国成立以来，党领导人民坚持不懈地开展大规模水利建设。立足流域整体，着眼于水资源空间均衡配置，我国修建了以南水北调、三峡工程为代表的跨流域、跨区域引调水工程和控制性水利枢纽工程，以及大量地方水利工程，已初步形成“四横三纵、南北调配、东西互济”的水资源配置格局和集蓄水、引水、调水于一体的水资源配置体系，取得了举世瞩目的成就。

听专家说

随着国家大力推进水利基础设施建设，我国水资源调控水平显著提升，供水保障能力大幅增强，基本满足了经济社会和生态环境的用水需求，有效应对了多次严重干旱，最大程度减少了旱灾损失，供水保障能力已达到较高水平。

1. 水利体系逐步完善

截至2023年，我国已建成9.8万多座水库、80万个引水工程、30万个泵站，全国水利工程供水能力突破9 000亿立方米，以占世界6%的水资源支撑和保障了约占世界18%的人口和17%的经济总量。

我国重大水利工程建设成效显著，南水北调、引滦入津、引黄济青、密云水库等一大批引调水工程和水库持续发挥重要作用，特别是南水北调东线、中线一期工程，全面建成通水8年来，有效缓解了北方地区农业、工业、生活及生态环境用水矛盾，优化了全国水资源配置。

2. 供水风险依旧存在

近10年来，全国用水总量总体

稳定在 6 100 亿立方米以内，以我国现有的供水保障能力，完全可以满足正常年份的用水需求。但我国水资源时空分布不均的问题依然存在，地表径流年际丰枯变化一般相差 2~6 倍，最大可达 10 倍以上；黄河、淮河和海河流域的 GDP 约占全国的 1/3，而水资源量仅占全国水资源的 7%，且不排除会面临极端干旱情况的威胁。因此，我国供水风险依然存在，需要继续稳步提升供水保障能力，以确保我国供水安全。

健康加油站

三峡工程是世界上规模最大的水电站，也是我国有史以来建设的最大型的水利工程项目。南水北调工程是为缓解黄河、淮河和海河流域缺水问题，从长江流域向黄河、淮河和海河流域引水的战略性水资源配置工程。

二、为什么要保护水源地

水源地作为地球上的重要生态功能区，发挥着涵养水源、净化水质、维护生物多样性等多重生态服务功能，其状况直接关系到人类健康与社会经济的可持续发展。同时，水源地为人类提供饮用水、农业灌溉水和工业用水，是水循环的重要组成部分。

听专家说

我国是世界主要经济体中人均水资源最紧缺的国家之一，同时面临着时空分布不均且与生产力布局不相匹配等问题；此外，废水排放量的增加导致水环境污染严重。因此，为了消除或尽可能减少地表水源与地下水源受到污染，以及因污染引起水质变化而影响其供水功能，确保水源地水质和水量长期稳定、良好且能够安全地运转，必须对水源地进行有效保护。

1. 水源地的确定

为加强饮用水水源地保护，首先要确定水源地，然后加以严格保护。2016 年水利部公布了全国重要饮用水水源地名录，将全国 618 个饮用水水源地纳入全国重要饮用水水源地名录管理。近年来，根据《中华人民共和国黄河保护法》和《中华人民共和国长江保护法》，水利部先后印发了《长江流域重要饮用水水源地名录》和《黄河流域重要饮用水水源地名录》。

2. 水源地的监测

在进行水源地监测时，需要在水源地周边及关键位置设置监测点，覆盖取水口、上游和下游等区域，对物理、化学和生物指标（如 pH 值、溶解氧、重金属、有机物等）进行全面监测，确保水质符合国家标准。根据水源地类型和风险，定期采样，高风险地区增加采样频次，确保及时发现异常。采用实验室分析和在线监测相结合的方式，实验室分析提供精确数据，在线监测实时反馈水质变化。对监测数据进行分析，评估水质状况，发现异常及时预警并采取应对措施。同时，在监测过程中依据《水污染防治法》等法规，确保监测工作有法可依，违法必究。通过这些措施，我国能够有效监控水源地水质，保障饮用水安全。

健康加油站

水源地一般指生活饮用水供水源地，广义的水源地还包括河流源头地区。

第四节 节水在行动

一、什么是节水型社会

节水型社会是指在社会经济发展过程中，通过法律、行政、经济和技术等多种手段，提高水资源的利用效率，减少水资源浪费，实现水资源可持续利用的一种社会发展模式。

听专家说

构建节水型社会是实现水资源可持续利用、保护和维护水资源生态环境的必要措施，这不仅有利于缓解水资源的紧缺和污染问题，还有助于提高社会的适应能力和抵御风险能力，实现经济、社会和生态的可持续发展。

1. 联合国节水倡议

1992 年联合国在里约热内卢首次举行“环境与发展”会议，通过了可持续发展行动纲领，即《21 世纪议程》，首次提出构建节水型社会的倡议。呼吁各国“开发地表水和地下水时应拟定合理的用水计划，且应同时采取节约用水和尽量减少浪费的措施”。2015 年在联合国大会第七十届会议上通过的《2030 年可持续发展议程》，确定了 17 项目标，第 6 项目标为涉水目标，要求大力节约用水。目前，建设节水型社会已经成为国际社会共识，并被纳入许多国家和地区的发展战略和规划中。各国政府、国际组织、公益机构及企业界都在积极推动节水型社会的建设和实践，通过采取各种措施和技术，减少水资源的使用和浪费，提高水资源的利用效率，保护水生态环境。

2. 我国节水行动

1994年《中国21世纪议程》经国务院审议通过，将“社会、经济、资源、环境相协调，走可持续发展之路”作为我国的长期战略目标和重大行动纲领，而建设节水型社会是具有中国特色的可持续发展道路的重要一环。2014年，习近平总书记提出“节水优先、空间均衡、系统治理、两手发力”的新时期治水思路，统筹水灾害防治、水资源节约、水生态保护修复、水环境治理，持续推进节水型社会建设已成为我国的基本国策之一。2016年颁布的《中华人民共和国水法》将建设节水型社会提升到法律高度，国家厉行节约用水，大力推行节约用水措施，推广节约用水新技术、新工艺，发展节水型工业、农业和服务业。

健康加油站

建设节水型社会是我国适应人多水少、时空分布不均、与生产力布局不适配水资源基本格局的战略选择。大力发展节水型社会不仅是应对水资源挑战的必要措施，也是实现经济社会协调发展、人与水和谐相处的关键途径。节水型社会不仅仅关注节水技术和工程措施的应用，更重要的是通过制度建设和生产关系的变革，形成以经济手段为主的节水机制，推动社会走上资源节约和环境友好的发展道路。国家节水行动不仅提高了水资源利用效率，缓解了水资源短缺的问题，而且提升了全民节水意识，促进了生态文明建设和经济社会的可持续发展，同时也培育了一个竞争有序的节水服务市场，为推动绿色发展提供了新动力。

二、如何培养良好的节水习惯

培养良好的节水习惯对于个人和社会都非常重要。良好的节水习惯有助于提高水资源利用效率、减少水资源浪费，还能提高公众对水资源的保护意识，促进生态文明建设和社会可持续发展。

听专家说

水是生命之源，我们每个人都有责任和义务从日常生活中的小事做起，增强节水意识，培养良好的节水习惯，为保护水资源和环境做出贡献。以下是一些简单易行的小妙招。

- 定期检查家中的水龙头、管道和马桶是否有漏水现象，并及时修复。
- 安装节水型淋浴头、水龙头和马桶。
- 尝试缩短淋浴时间，在刷牙、洗脸或刮胡子时，记得关闭水龙头。
- 使用桶或其他容器收集雨水，用于浇灌花园或清洁工作。
- 选择早晨或傍晚给植物浇水，使用滴灌系统代替喷灌。
- 养成重复使用水的好习惯，例如，洗脸水可以用来擦地、洗菜水可以用来浇花、淘米水可以用于植物施肥等。
- 选择高效节水的家电和产品，例如节水型洗衣机和洗碗机等。
- 使用可重复填充的水瓶，减少购买一次性塑料瓶装水，可有效降低瓶装水生产与运输环节的水资源消耗。
- 参与或组织社区节水活动，分享节水知识和经验，形成良好的节水氛围。

（柳长顺　郑　阳）

第二章

水的特性及生理功能

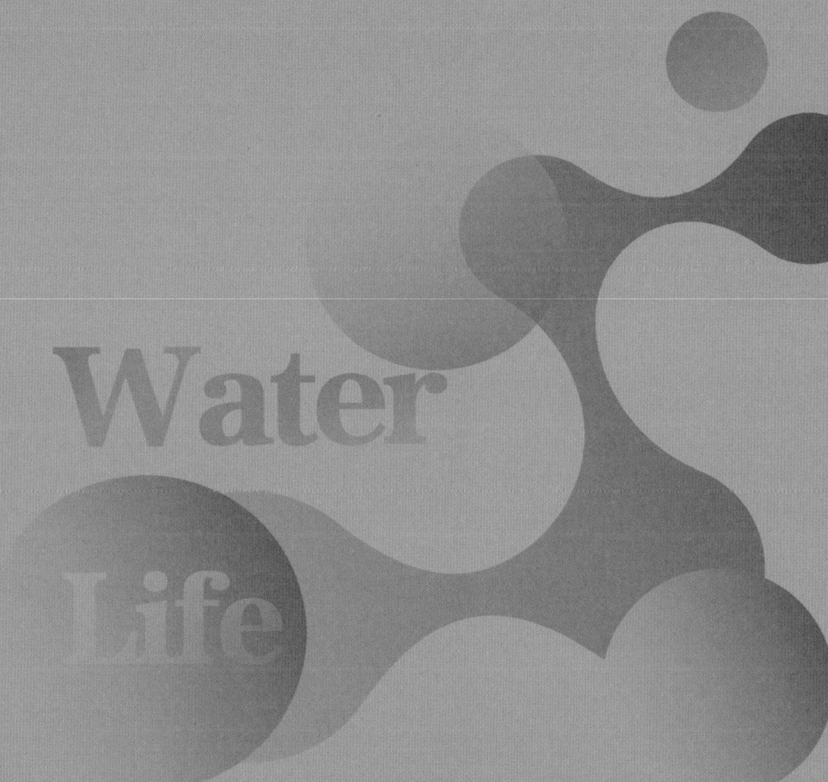

第一节 水的结构和理化特性

一、水的化学式和分子结构

水是自然界中最常见且至关重要的化合物，化学式为 H_2O，由两个氢原子和一个氧原子构成。

听专家说

在水分子的微观世界里，一个氧原子与两个氢原子通过共用电子，形成共价键结构。这种结构不仅稳固，而且具有独特的极性特征。氧原子在分子中占据中心位置，由于其较高的电负性，吸引了电子对，使其自身带有部分负电荷。与之相对，氢原子则因为电子对偏向氧原子而带有部分正电荷。这种电荷分布的不均匀性，赋予了水分子极性，使水分子之间能够通过氢键相互吸引，形成一种复杂的网络结构。正是这种独特的分子结构和极性特征，让水在自然界中扮演着无可替代的角色。

健康加油站

水在人类生产生活中的作用

生产和工业用水：水作为溶剂、冷却剂和清洗剂被广泛应用于农业、制造业、电力等行业。

饮用与卫生保健：水是人类生存的必需品，用于饮用、烹饪和日常清洁。确保水质安全对于预防疾病、维持个人和公共健康至关重要。

农业灌溉：水是农业生产的基本要素之一。农民使用水来灌溉农田，以确保作物正常生长。合理管理和优化水资源使用对农业可持续发展和食品安全至关重要。

环境保护：水是许多生态系统的核心组成部分，包括湿地、河流、湖泊和海洋。水体健康对维持生态系统的功能和生物多样性至关重要。

能源生产：水在能源生产中扮演重要角色，尤其是水力发电和核能领域。这些能源形式对于满足能源需求和减少对传统燃煤能源的依赖至关重要。

二、水的液态、固态、气态三种形态

水，这一自然界中不可或缺的化合物，以其独特的物理特性，展现出液态、固态和气态三种截然不同的形态。这种形态多样性的形成，归根结底，是水分子之间的氢键作用与外部环境条件共同影响的结果。

听专家说

1. 液态水的形成

在常温常压的条件下，水分子间的氢键作用虽然强大，但并未达到使它们紧密排列的程度。这种适度的相互作用，赋予了水分子一定的自由度，使它们能够在空间中自由流动，形成液态水。在这种状态下，水分子不仅能够自由移动，还表现出一定的黏性，这是由分子间的吸引力所导致的。

2. 固态水的形成

当环境温度降至冰点以下，水分子间的相互作用力显著增强。这种增强的相互作用促使水分子以一种高度有序的方式排列，形成规则的六角形晶体结构，从而转变为固态水，即冰。在这种形态下，水分子的移动受到极大限制，展现出固体的刚性和稳定性。

3. 气态水的形成

当水吸收了足够的能量，其分子间的相互作用力开始减弱。随着温度的升高，水分子获得足够的能量，能够克服分子间的吸引力，从而逸出液态，进入气态。在大气压的作用下，这些逸出的水分子形成水蒸气，展现出气体的流动性和扩散性。

水的这三种形态，不仅展现了水分子间相互作用的复杂规律，也体现了环境条件对物质状态的重要影响。从液态的流动与黏性，到固态的刚性与稳定性，再到气态的流动性与扩散性，水以其多变的形态，丰富了我们对自然界的认知，也为科学探索留下了广阔空间。

健康
加油站

液态水：是人体的主要组成成分，在维持体温、消化吸收营养物质、排出代谢废物以及维持细胞正常功能方面发挥着关键作用。

固态水：在形式上是冰，在急救和医疗中用途广泛，可用于降低体温，缓解发热与炎症肿胀，常用冰袋、冷敷和冰浴等方法处理创伤、扭伤并减轻疼痛。

水蒸气：经呼吸进入肺部后，能保持呼吸道湿润、减轻炎症，缓解鼻塞、咳嗽和咽痛等症状，对呼吸道感染和哮喘等疾病的缓解有一定帮助。此外，水蒸气也是温泉疗法和蒸气浴的核心基础。

三、水的熔点和沸点与水分子结构的关系

水的熔点为 0℃，沸点为 100℃。这两个温度分别标志着水从固态变为液态、再从液态变为气态的转变过程。水分子之间通过氢键的相互作用，形成了一种相对稳定的结构，这种结构在水的固态和液态状态下表现得尤为显著。

听专家说

当温度逐渐升高，达到水的熔点时，固态的冰开始融化，转变为液态的水。在这一过程中，水分子的热运动逐渐增强，氢键的相互作用开始减弱，使水分子能够摆脱原有的固定位置，从而实现状态的转变。随着温度进一步升高，当达到沸点时，液态的水开始沸腾，转变为气态的水蒸气。在这一过程中，水分子的热运动进一步加剧，氢键的相互作用进一步减弱，水分子获得了足够的能量，从而脱离液态，进入气态。

值得注意的是，水的沸点并非在所有环境下都是 100℃。在高气压环境下，例如压力锅中，水的沸点会显著升高。这是因为压力的增加会使水分子间的相互作用增强，需要更高的温度才能克服这种相互作用，使水分子获得足够的能量转变为气态。在典型的压力锅中，内部气压大约为 2 个标准大气压，此时水的沸点可以达到 121℃左右。

与之相反，在低气压环境下，如在高海拔地区，由于大气压降低，水的沸点也会相应降低。这是因为在低气压下，水分子间的相互作用减弱，较低的温度就能使水分子获得足够的能量转变为气态。例如，在珠穆朗玛峰的峰顶，气压约为 33.7 千帕，此时水的沸点仅有 71℃。

总的来说，水的熔点和沸点与其分子结构和外部环境条件密切相关。水分子之间的氢键相互作用，以及外部环境的气压变化，共同决定了水在不同状态下的物理性质。这些特性不仅对水自身的循环和分布具有重要意义，也对地球上的生态系统和人类活动产生了深远影响。

健康
加油站

水需要吸收较高的能量才能克服水分子之间的相互作用力，从而从固态转变为液态，或从液态转变为气态。当环境温度与气压发生变化时，水的熔点和沸点会对气候调节、季节性水资源循环以及冬季的交通安全等诸多方面产生重要影响。

四、水分子之间的相互作用对水性质的影响

水分子之间主要通过氢键产生相互作用。氢键是一种弱相互作用力，是由带有部分正电荷的氢原子与带有部分负电荷的氧、氮或氟原子之间的相互作用形成的。这种氢键相互作用对水的物理和化学性质产生了重要影响，使水具有较高的表面张力、较高的溶解性、高比热容，以及固态与液态密度不同的特性。正是由于这些氢键的存在，水在自然界中表现出许多独特的行为，例如冰能够浮在水面上，水能够溶解多种物质，并且在温度变化时能够吸收或释放大量的热量。

听专家说

水分子间相互作用的特性

（1）氢键相互作用使水分子在水的表面形成一层薄膜状的结构，这层结构能够抵抗外部的拉伸力，让水表现出高表面张力的特性。

（2）水分子可与其他分子形成氢键，该作用是水具有强溶解性的关键因素之一。

（3）水分子间的氢键相互作用，使水具有高比热容，即需要较多的热量才能使水的温度升高或降低，这使水能够有效地调节环境温度。同时，氢键也阻碍了热量的传导，使水的热导率相对较低。

（4）水在固态和液态状态下密度不同，这是由于水分子之间的氢键相互作用，使水分子在不同状态下的排列方式不同。

健康
加油站

水分子间可以形成氢键，具有相互吸引成团状的趋势，这种趋势使水分子可以与多个水分子相互作用，形成所谓的“水分子团”。根据水分子团的大小，可以分为小分子团水和大分子团水。小分子团水由5~6个水分子缔合而成，相关研究显示，其具有运动速度快、能量高、渗透性和溶解性好的特点；相比之下，大分子团水（如自来水、纯净水和矿泉水）分子团较大，不易被动物、植物和人体吸收。

五、水的溶解性

水是一种性能优良的溶剂，具备良好的溶解性。水的溶解性受到分子极性、离子性及分子大小等多种因素影响。

听专家说

水的溶解性的影响因素

（1）水分子是极性分子，带有部分正电荷和部分负电荷。这种极性使水分子能够与其他极性分子或离子形成氢键或离子键，因此极性物质通常能够溶解于水中。而非极性物质缺少正、负电荷，无法与水分子形成稳定的氢键，因此通常不容易溶解于水中。

（2）离子化合物能够在水中形成水合离子，因此大多数离子化合物能够溶解于水中。

（3）水能够溶解小分子和中等大

小的分子，但对于大分子或非极性分子的溶解性较差。这是因为大分子或非极性分子无法与水分子形成稳定的氢键或离子键。

健康加油站

人们利用水的溶解性，制作出了可口的饮品、个人清洁用品等日常用品；同时，也依托水的溶解性，制备出了种类丰富的化工用品。

六、水的 pH 值

水的 pH 值是水溶液中氢离子（H^+）浓度的负对数，该数值会对生物体的生理功能和化学平衡产生影响。

听专家说

1. 水的 pH 值对物质的影响

影响溶解性：水的 pH 值会影响物质的溶解性。在不同 pH 条件下，部分物质会发生酸碱中和反应，进而使其溶解性发生改变。

影响酶的活性：生物体内的多数酶对 pH 值十分敏感，适宜的 pH 值能维持酶的活性，而 pH 值不适宜时，酶会失去活性。

影响细胞功能：细胞内外的 pH 值对于细胞内部的化学反应和代谢过程至关重要。只有维持细胞内外的 pH 值平衡，才能保证细胞正常运作。

2. 水的 pH 值对生物体的重要性

（1）生物体内外的 pH 值维持平衡是维持生命活动的重要条件。生物体内的细胞、组织和器官对特定 pH 值较为敏感，一旦 pH 值发生变化，可能会导致生物体内部环境不稳定，进而影响细胞的正常功能。

（2）酶的活性受 pH 值影响，维持适宜的 pH 值可以保证酶的正常活性，从而维持细胞内的代谢过程、合成反应等正常进行。

（3）pH 值的变化可能导致蛋白质、DNA 等生物大分子的结构发生改变，影响其功能，甚至导致生物体的损伤或死亡。

健康加油站

碳酸饮料的 pH 值通常为 2.5~4.0，这个数值范围表明碳酸饮料是酸性的。如果长期大量饮用酸性碳酸饮料，可能会导致龋齿、肥胖、糖尿病、骨质疏松、心血管疾病发病率升高等健康问题。

七、小分子水

小分子水，又被称为“微团簇水”或“还原水”，是指水分子以较小的聚合体形式存在的水。这类水的分子团簇一般由 5~6 个水分子组成，相较于普通水（由 12~14 个水分子组成大分子团簇），其分子团簇更小。

听专家说

相关研究显示，小分子水的特性如下。

1. 低黏度

由于水分子团簇较小，小分子水的黏度较低，有助于更快地渗透和被人体吸收。

2. 高溶解性

小分子水的高溶解性使其能够更有效地溶解和排出体内的毒素和废物。

3. 高渗透力

小分子水的渗透力强，可以更容易地进入细胞，帮助维持细胞的水分和营养平衡。

健康 加油站

小分子水的潜在健康益处

促进新陈代谢：由于其高渗透力，小分子水可以更迅速地进入细胞，促进新陈代谢。

增强免疫力：小分子水有助于改善细胞环境，增强免疫细胞的活性。

抗氧化作用：小分子水具有一定的抗氧化作用，可以中和体内的自由基。

八、氢同位素水——氕氘氚

氢同位素水包含由氢的三种同位素——氕（普通氢，1H）、氘（重氢，2H）、氚（超重氢，3H）分别与氧原子结合形成的水分子。这些氢同位素虽然原子核内质子数相同，但中子数存在差异，这一区别使其在物理性质和化学行为上产生了细微变化。

听专家说

氕（1H），是最常见的氢同位素，它与氧结合形成的 H_2O 就是我们日常生活中熟知的普通水，也是自然界中最普遍的水形式。

氘（2H），因质量更大，与氧结合后形成重水（D_2O），在物理特性上与普通水有所区别，例如它拥有更高的密度和沸点。这种重水在科学研究和工业生产中有着特定用途，尤其适用于某些化学实验和核反应堆的冷却系统。

当氚与氧结合形成氚水（T_2O）时，这种水分子便具有了放射性，这一特性使它在核能领域，尤其在核反应和核试验中发挥着重要作用。氚水的产生和使用必须采取严格的控制与安全措施，以确保其放射性不会对环境和人类健康造成不利影响。

氢同位素水的多样性不仅丰富了我们对水分子的认识，也为探索自然界和科学领域提供了新视角。从普通水的普遍存在到重水的特殊应用，再到氚水的放射性特性，每种氢同位素水都有其独特的地位和作用，共同构成了水这一物质的多样性。

健康
加油站

普通水（H_2O）：安全无害，对人体和环境无害，是生命活动的必需物质。

重水（D_2O）：相对安全，虽然其物理性质不同，但对人体和环境无明显危害，少量摄入不会对健康产生重大影响。

氚水（T_2O）：对人体和环境有潜在危害，需严格控制和防护。

第二节 水的代谢

一、水在生物体中的角色

水在生物体中扮演着多种重要角色，是生命必需的基础物质之一，能够维持生物体内部正常的生命活动与稳态。

听专家说

水在生物体内的功能如下。

（1）水是生物体内部细胞和组织的主要组成成分，占生物体质量的60%~70%，是维持生命活动的重要物质基础。

（2）水是生物体内部的主要介质，能够维持细胞内外的物质交换与稳态，保持细胞内部环境的稳定。

（3）水的溶解性与反应参与性，能够促进细胞内的化学反应和代谢过程，为生物体提供能量和营养。

（4）水具有高比热容和热稳定性，可调节生物体的温度，保护细胞免受温度波动的影响，维持细胞内部的稳定环境。

（5）水是一种优良的溶剂，能够溶解生物体内的离子、氨基酸、葡萄糖等多种生物分子。

（6）生物体内的许多化学反应需要水参与，水既可以作为反应物，也可以作为产物，促进生物体内的代谢过程。

（7）水是生物体内部诸多结构的组成部分，如细胞质、细胞核、细胞膜等，能维持生物体的结构和形态。

二、水在人体中的吸收和运输

水在人体中主要通过消化系统和循环系统被吸收和运输。水主要通过口腔、食管、胃、小肠等消化器官被吸收。

听专家说

1. 水的吸收过程

在口腔中，水可以通过口腔黏膜和唾液腺被吸收；在胃中，水可以通过胃黏膜的渗透作用被吸收。小肠是水的主要吸收部位。小肠黏膜上有许多绒毛和微绒毛，大幅增加了吸收面积，水分子会通过被动扩散、渗透、主动吸收等方式，从细胞间隙、细胞内部或细胞周围被吸收进入血液，随后经肠系膜淋巴、门静脉系统进入体循环，输送至全身各个组织和器官。

2. 水的运输与排泄

水在血液中大部分以游离态存在，通过血液循环被输送到全身的细胞和组织中，维持细胞内外的水分平衡。此外，部分水分会通过皮肤和肾脏排出体外。皮肤会以排汗的方式排出一定量的水分，帮助调节体温。肾脏通过形成尿液排出体内多余的水分和代谢废物，进而维持体内水分和电解质的平衡。

健康加油站

水在人体中通过消化系统被吸收，经由循环系统运输到全身各个组织和器官，维持体内水分平衡。同时，部分水分会通过皮肤和肾脏排出体外，保持体内水分的稳定。

三、水在人体消化与营养吸收过程中发挥重要作用

水是人体消化吸收过程中的关键物质，参与消化液分泌、食物分解与运输、营养吸收及废物排出，还能维持消化道黏膜健康。

听专家说

水在人体消化和吸收营养过程中的功能如下。

1. 促进消化液分泌

水是唾液、胃酸、胰液和肠液等消化液的主要成分。这些消化液不仅能帮助食物分解为更小的可吸收分子，还能为维持消化酶的活性提供必要的环境。例如，唾液中的水，既可以润滑食物，使其更容易吞咽，还能借助其中的淀粉酶，启动淀粉的消化过程。

2. 促进食物分解与运输

在胃中，水与食物混合形成食糜，让食物的进一步分解变得更加容易。到了小肠中，水不仅会继续参与食物的分解过程，还能帮助将营养物质输送到肠道的吸收部位。

3. 促进营养物质吸收

在小肠中，水帮助溶解葡萄糖、氨基酸、维生素和矿物质等营养物质，使其能够穿过肠壁进入血液。水还能辅助这些营养物质以被动扩散或主动运输的方式穿过细胞膜，最终完成吸收。

4. 促进废物排出

消化过程中产生的废物，如未消化的食物残渣和细胞代谢产物，都需要依靠水的帮助才能排出体外。在大肠中，水被回收以调节体内水分平衡，同时水还能软化粪便，促进排便，防止便秘。

5. 维持消化道黏膜健康

水分充足有助于维持消化道黏膜的湿润状态，保护黏膜不受机械和化学损伤，促进消化道黏膜的修复和再生，维护消化道健康。

健康加油站

充足的水分摄入对于促进消化过程、提高营养物质的吸收率以及维护消化系统健康具有非常重要的作用。缺水不仅会影响消化功能，还可能导致消化不良、便秘及其他消化系统问题。

四、水参与细胞代谢过程

水在细胞内不仅参与物质的传递和各类代谢反应，还能维持细胞内外的渗透压与温度平衡。保持适量的水分摄入，有助于维持细胞内外的水分平衡，促进细胞代谢正常进行，维持身体健康。

听专家说

水在细胞代谢中的作用如下。

1. 溶剂作用

水是细胞内外的主要溶剂，几乎所有细胞内的生物化学反应都是在水环境中发生的。

2. 参与代谢反应

水直接参与多种生物化学反应，如水解反应、水合反应等。

3. 维持细胞内外的水分平衡

细胞内外的水分平衡对于细胞代谢的正常进行至关重要。水可以通过渗透作用调节细胞内外的水分浓度差异，维持细胞内外的渗透压平衡，保持细胞的正常形态和功能。

4. 作为反应物和产物

在许多代谢反应中，水既可以作为反应物参与反应，也可以作为产物生成。例如，水会参与糖类的水解反应，将糖类分解为葡萄糖，而这一代谢过程还会产生 ATP 这类能量分子。

5. 调节细胞内外温度

水的高比热容和热导率使其能够帮助细胞维持适宜的环境温度，保持细胞内部的稳定性和正常代谢。

五、个人体重、年龄和机体水平差异对水摄入量的影响

水的摄入量会因个人体重、年龄和机体水平等因素而有所差异。在日常生活中，应该根据个人的体重、年龄、健康状况和活动量来合理调整水的摄入量，以维持身体的水平衡和健康状态。

听专家说

不同个体水的摄入量受以下因素影响。

1. 体重

体重较大的人通常需要更多的水来维持身体的正常功能。一般来说，每天需要摄入的水量与体重成正比。体重较大的人代谢产生的废物和代谢产物更多，需要更多的水来排泄这些代谢废物。

2. 年龄

婴儿和幼儿正处于身体组织生长发育的阶段，相对于体重而言，需要摄入更多的水分；老年人由于肾功能可能有所下降，同样需要更多的水来协助身体排泄代谢废物。

3. 机体水平

个体的代谢水平、运动量、环境条件等也会影响水的摄入量。活动量大、运动强度高的人，通常需要摄入更多的水来补充身体流失的水分。而在高温、高湿度环境下，人体会更容易出汗流失水分，因此也需要相应增加水的摄入量。

4. 健康状况

某些健康状况，如发热、腹泻、呕吐等，都可能导致水分丢失增加，需要增加水的摄入量来保持水平衡。某些慢性疾病，如肾脏疾病，也可能影响身体的水平衡，需要根据医生的建议调整水的摄入量。

第三节 水平衡的调节

一、水平衡调节

水平衡调节是指人体内部水分的稳定调节机制，确保体内水分的含量和浓度保持在适当的范围内。保持水平衡是维持身体健康的关键。

听专家说

水平衡对于维持机体功能的正常运转有哪些作用？

1. 维持细胞功能

水是细胞生存和维持其功能的基础，细胞内外的水平衡对细胞的正常代谢和功能至关重要。稳定的水平衡有助于维持细胞内外的渗透压平衡，保持细胞结构和功能稳定。

2. 维持体温

水是人体调节体温的重要媒介之一。通过出汗和蒸发等方式，人体可以通过水的散热作用来调节体温，防止体温过高或过低对身体造成损害。

3. 促进营养物质运输

水在体内承担着运输营养物质、代谢产物和氧气的关键作用。水的运输作用有助于细胞内外物质的交换和运输，维持身体各组织器官的功能正常。

4. 排出代谢废物

水是体内代谢废物的重要载体。充足的水分摄入有助于稀释尿液、促进肾脏排泄，帮助排出代谢废物和毒素，维持体内环境的清洁与平衡。

5. 维持心血管健康

水对心血管系统健康也有重

要影响。充足的水分摄入有助于保持血液的稀释度和流动性，有利于维护心脏功能，降低心血管疾病风险。

二、如何维持水平衡

维持水平衡，需要维持水的摄入量和排出量大致相等。

听专家说

保证充足的饮水量：一般建议每天饮水量为 1 500~1 700mL，在高温环境、运动或生病时需适当增加饮水量。

观察尿液颜色：尿液颜色可以反映身体的水分状况，尿液深黄色提示身体缺水，需及时增加饮水量；尿液淡黄色说明身体水分状态正常。

控制盐分摄入：盐分摄入过多会导致身体内水潴留，破坏水平衡，应适当控制盐分摄入。

多吃水果和蔬菜：水果和蔬菜中含有丰富的水分和电解质，有助于维持水平衡。

注意饮食中的咖啡因和酒精：咖啡因和酒精会加速尿液排出，影响身体水平衡，应控制摄入量。

三、人体内的水平衡调节

人体主要通过肾脏、神经系统、呼吸系统和内分泌系统的协同作用，实现对水平衡的调节。

听专家说

人体通过调节肾脏尿液产生和排泄、口渴感知和饮水行为、皮肤蒸发散热、呼吸过程中水分流失以及神经内分泌等多种机制来维持体内水平衡。这些机制相互协调，确保体内水分的含量和浓度保持在适当的范围内，维持身体正常功能和健康状态。

1. 肾脏尿液调节

肾脏是体内水平衡的主要调节器官，通过调节尿液的产生和排泄量来控制体内水分的含量和浓度。当体内水分过多时，肾脏会增加尿液的产生量，促使水分排出体外；当体内水分不足时，肾脏会减少尿液的产生量，保留体内水分。

2. 口渴感知与饮水行为

口渴是人体感知体内水分不足的一种生理反应。当体内水分不足时，脑部感知到血液浓缩，产生口渴感，促使人体主动寻找水源，补充水分。通过口渴感知与饮水行为，人体可以及时调节体内水分，维持水平衡。

3. 皮肤蒸发散热

皮肤是人体的散热器官，通过出汗和蒸发的方式，可以调节体内的温度与水分。当体温过高时，皮肤会分泌汗液，通过蒸发的方式散热，同时也会排出体内的水分。这种方式有助于调节体内水分与体温的平衡。

4. 呼吸过程中水分流失调节

呼吸过程中，人体会丢失一定量的水分，特别是在干燥或高温环境下。人体可以通过调节呼吸深浅和频率来减少水分流失，保持体内水平衡。

5. 神经内分泌调节

神经系统和内分泌系统也参与了体内水平衡的调节。例如，抗利尿激素（ADH）和醛固酮等激素，可以调节肾脏尿液产生和排泄，帮助维持体内水平衡。

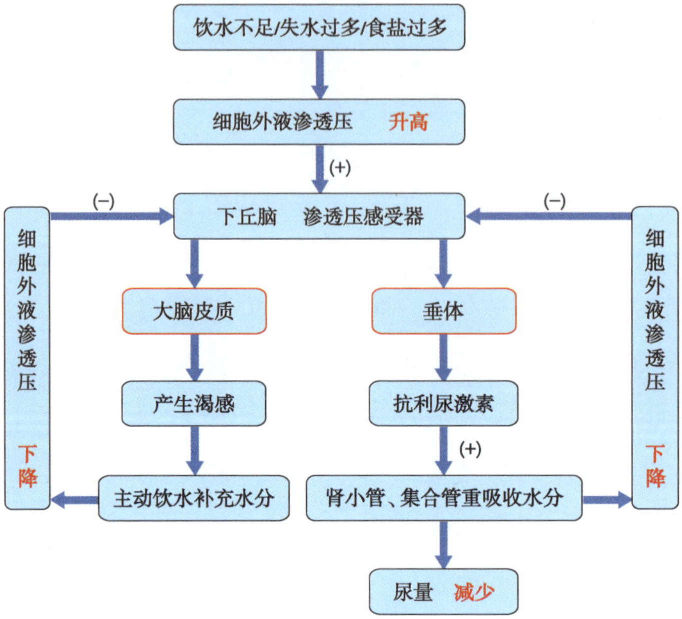

水平衡的调节

四、渗透压对水平衡的影响

渗透压是指两种不同浓度的溶液之间由于溶质分子或离子的不均匀分布而产生的压力差。在生物体内，渗透压是细胞内外水平衡的关键因素之一，对维持细胞的结构和功能至关重要。

听 专家说

渗透压在水平衡调节中的作用如下。

1. 维持细胞内外水分平衡

细胞膜属于半透膜，水分子可以

自由通过，但溶质通过则有一定的选择性。当细胞外溶液的溶质浓度与细胞内存在差异时，就会产生渗透压差。水会从浓度低的一侧向浓度高的一侧移动，以平衡渗透压，维持细胞内外水分平衡。

2. 调控细胞膨胀与收缩

当细胞外溶液浓度较高时，细胞内的水分会向外移动，导致细胞收缩；相反，当细胞外溶液浓度较低时，细胞外的水分会向内移动，导致细胞膨胀。通过调节渗透压，细胞可以维持适当的膨胀状态，保持正常的形态和功能。

3. 维持体内液体平衡

体内各种组织器官之间的液体平衡也受渗透压影响。例如，肾脏通过调节尿液的渗透压来控制水分排泄，维持体内的水平衡。渗透压的调节会影响血液浓度、尿液浓度等生理参数，维持体内液体的平衡。

4. 维持细胞生理功能

细胞内外的渗透压差异对细胞的正常生理功能至关重要。细胞需要在一定的渗透压差异下保持稳定的内部环境，以确保正常的代谢、物质运输和信号转导等生命活动的进行。

健康
加油站

合理调节渗透压有助于维持身体内部环境的稳定性，确保身体各组织器官正常运转，对维持健康至关重要。

五、水平衡与饮食、代谢和排尿的关系

水平衡受饮食、代谢和排尿等多种因素影响，这些因素相互作用，共同调节体内水分的含量和浓度，维持水平衡。保持良好的饮食、运动和如厕习惯，对维持水平衡至关重要。

听专家说

水平衡与饮食、代谢和排尿密切相关。

1. 饮食对水平衡的影响

水分摄入：饮食是人体水分摄入的主要途径之一。水分摄入量的多少会直接影响体内水分的含量。充足的水分摄入有助于维持水平衡，保持体内水分稳定。

溶质摄入：食物中的溶质（如盐分、蛋白质等）会影响体内的渗透压。高盐饮食会导致体内渗透压升高，促使体内水分发生移动，影响水平衡。

2. 代谢对水平衡的影响

呼吸和蒸发：代谢产生的热量会导致体温升高，促使身体出汗散热。这种蒸发过程会导致水分流失，影响水平衡。

代谢产物排泄：代谢产物通过尿液、汗液等途径排出体外，这也会影响体内水分的含量和浓度，对水平衡产生影响。

3. 排尿对水平衡的影响

肾脏调节：肾脏是体内水平衡的主要调节器官，通过调节尿液的产生和排泄来控制体内水分的含量和浓度。尿液中溶质和水的比例会受到肾脏调节的影响，维持体内水平衡。

尿量变化：尿液的产生量和排泄量受多种因素影响，包括饮水量、饮食中盐分的摄入、身体的代谢状态等。尿量的变化会直接影响体内水分的含量。

六、水平衡与体液平衡的关联

水平衡是指人体通过各种生理机制来维持体内水分的含量和浓度在适当的范围内，确保细胞和组织的正常功能。体液平衡是指维持体内各种液体（血液、淋巴液、组织液等）的成分和含量在稳定状态，保持细胞内外环境的稳定，维持正常生理功能。两者之间存在协调和相互影响的关系。

听专家说

水平衡与体液平衡存在紧密的相互作用关系。

1. 水平衡调节影响体液平衡

水平衡调节是维持体内水分含量和浓度的关键机制，直接影响体内各种液体的稳定性。人体通过调节尿液的产生与排泄、口渴感知和饮水行为等方式，调控体内水分状态，进而维持体液平衡。

2. 体液平衡影响水平衡调节

体液平衡的稳定性对水平衡调节起着重要作用。体液中的电解质浓度、酸碱平衡等因素，会影响水分的分布与移动，进而影响水平衡调节的过程。

健康加油站

水平衡与体液平衡紧密相关，两者相互影响、相互协调，共同维持身体内部环境的稳定性。人体通过调节体内水分的含量和分布、维持体液的成分和浓度稳定等方式，实现水平衡和体液平衡的协调，确保身体各组织器官的正常功能和健康状态。

七、高温天气或剧烈运动对人体内水平衡的影响

高温天气或剧烈运动时，人体内的水平衡状态往往会受到显著干扰。因为在这些情况下，身体为了维持正常的生理功能，如调节体温、排出代谢废物以及保持细胞内外环境稳定，需要消耗更多的水分。高温环境下，皮肤会通过出汗来散热，而剧烈运动则加速了这一过程，导致体内水分大量流失。同时，随着水分的流失，体内的电解质平衡也会受到影响，这不仅会干扰正常的生理活动，还可能引发脱水等健康问题。

听专家说

高温天气或剧烈运动时，及时补充适量的水分和电解质至关重要。这不仅有助于维持体内水平衡，还能促进血液循环，保证身体各系统的正常运作。补充水分和电解质的策略，需根据个人体质、活动强度以及环境条件来合理制订，以确保既能满足身体需求，又不至于造成水中毒等不良反应。

此外，合理的饮水和补水策略对于预防脱水、维持电解质平衡、促进新陈代谢以及提高运动表现等都有着不可忽视的作用。通过科学的方法来补充流失的水分和电解质，可以帮助我们更好地应对高温和剧烈运动带来的挑战，保持身体健康，享受运动带来的乐趣。

健康加油站

人们在高温天气或剧烈运动的情况下，补充电解质饮料比单纯补充水对体液平衡和水平衡调节更有效。

第四节 水的生理功能

一、水在人体中重要的生理功能

水在维持细胞的结构和功能、充当溶剂和传递介质、维持体温、润滑、消化和吸收营养、参与代谢和排泄废物、维持电解质平衡及酸碱平衡、保护器官和组织等方面发挥着重要作用。

听专家说

水在人体内的生理功能如下。

1. 维持细胞的结构和功能

水是细胞的主要组成成分之一，能维持细胞的形态结构与生理功能，保持细胞内外环境的稳定，让机体在适宜温度范围内正常运作。

2. 充当溶剂和传递介质

水是生物体内的重要溶剂，能溶解多种物质，包括营养物质、代谢产物等，帮助它们在体内传输、代谢和排泄。

3. 维持体温

水参与体温调节过程，通过出汗和蒸发的方式，借助水分流失带走热量，从而帮助调节体温，维持身体温度的稳定。

4. 润滑作用

水在关节、器官和组织之间起润滑作用，减少摩擦，保护组织并维持其正常生理功能。

5. 消化和吸收营养

水是消化液的主要成分，有助于食物的消化和营养物质的吸收，维持消化系统的正常功能。

6. 参与代谢和排泄废物

水参与体内代谢的各个环节，帮助细胞代谢产生的废物和毒素通过尿液、汗液等途径排出体外。

7. 维持电解质平衡

水是身体内的主要溶剂，有助于维持体内电解质（如钠、钾等）平衡，进而维持正常的神经和肌肉功能。

8. 维持酸碱平衡

水是维持体内酸碱平衡的重要因素，可帮助调节体内的酸碱度，保持血液和细胞内外环境的稳定状态。

9. 保护器官和组织

水可作为体内的缓冲剂，能够保护器官和组织免受外界环境的影响，维持它们的正常功能。

健康加油站

脱水会影响机体健康，我们应注意身体信号，如口渴、尿液颜色改变等，及时补充水分，保持身体水平衡，维持人体内代谢稳定。在高温环境下或运动后，应及时补充水分以帮助调节体温，避免中暑和脱水。

二、水在血液循环中的作用

水对血液循环至关重要，可通过稀释血液、维持血容量和血压稳定，以及运输营养物质与氧气、排出代谢产物、润滑血管等方式，保障血液循环的正常运转。

听专家说

水在血液循环中的作用如下。

1. 稀释血液

水是血液的主要成分之一，保持充足的水分摄入可以稀释血液，降低血液黏滞度，有助于血液在血管中畅通无阻地流动。

2. 维持血容量

摄入足量的水能够维持适宜的血容量，保证血液循环量充足，有助于维持正常的血液循环，确保血液能够将氧气和营养物质有效输送至各个组织和器官。

3. 维持血压稳定

充足的水分摄入有助于维持血压稳定，保持血管的弹性与张力，对维持血液循环和心脏正常工作起到重要作用。

4. 运输营养物质与氧气

水作为血液的主要成分之一，能助力将营养物质和氧气运输至各个组织和器官，维持细胞的正常代谢和生理功能。

5. 排出代谢产物

充足的水分摄入有助于促进肾脏的排泄功能，帮助身体清除代谢废物和毒素，保持血液清洁和健康。

6. 润滑血管

水有助于保持血管内膜湿润，减少血管内部的摩擦；有助于维持血管健康与弹性，促进血液循环。

健康 加油站

脱水会导致血液浓缩，增加血液黏滞度，进而影响血液循环。保持充足的水分摄入可以有效预防脱水，维持血液的黏滞度和流动性。

三、水对维持皮肤健康的作用

水在维持皮肤健康方面起着至关重要的作用，具体包括保持皮肤水分、促进皮肤新陈代谢、清除毒素、预防皱纹和皮肤老化、提升皮肤光泽、减少皮肤问题及促进伤口愈合等。

听专家说

水在维持皮肤健康中的作用如下。

1. 保持皮肤水分

水是细胞的主要成分之一，保持充足的水分摄入有助于维持皮肤的水分平衡，防止皮肤干燥、脱水，让皮肤呈现出光滑、柔软且有弹性的状态。

2. 促进皮肤新陈代谢

水有助于促进皮肤细胞的新陈代谢，帮助受损的皮肤组织完成更新与修复，还能促进皮肤的再生和恢复，保持皮肤的健康与光泽。

3. 清除毒素

充足的水分摄入可增强皮肤的代谢和排毒功能，帮助清除体内的废物和毒素，减少毒素对皮肤的负面影响，保持皮肤清洁和健康。

4. 预防皱纹和皮肤老化

水有助于维持皮肤的弹性与紧致度，减少皱纹和细纹的产生，延缓皮肤衰老进程，使肌肤看起来更加年轻和有活力。

5. 提升皮肤光泽

充足的水分摄入有助于保持皮肤的光泽和明亮度，使肤色更加均匀、更有光泽，促进皮肤的健康和美观。

6. 减少皮肤问题

充足的水分摄入有助于维持皮肤的酸碱平衡，减少皮肤干燥、瘙痒、炎症等问题的发生，保持皮肤的健康和稳定。

7. 促进伤口愈合

充足的水分摄入有助于保持伤口的湿润环境，促进伤口愈合和修复，帮助皮肤恢复正常的功能和结构。

健康加油站

良好的饮食习惯，再加上适当的保养与保护措施，也是维持皮肤健康的重要因素。

四、水对脑功能和思维活动的影响

水通过维持脑部水平衡，能提高注意力与专注力、促进思维活动、维持情绪稳定，还能提升记忆力。充足的水分摄入可降低脑部疾病的发生风险。

听专家说

水是维持大脑正常运转的关键物质，其在脑功能与思维活动中发挥着多方面的重要作用，具体如下。

1. 保持脑部水平衡

脑部是人体含水量最高的器官之一，保持充足的水分摄入有助于维持脑部水平衡，确保脑细胞正常运作，促进神经信号的传导。

2. 提高注意力和专注力

充足的水分摄入有助于改善脑部的血液循环和氧气供应，促进脑细胞的正常代谢和活动，有助于提高注意力和专注力。

3. 促进思维活动

水是大脑中的主要传导介质之一，有助于传递神经信号和信息，促进思维活动和认知功能的发挥，提高思维的敏捷性和灵活性。

4. 维持情绪稳定

充足的水分摄入有助于维持神经系统的正常功能，有助于调节情绪、减轻压力和焦虑，保持情绪稳定。

5. 提升记忆力

水对脑细胞的正常代谢和功能至关重要，有助于提高记忆力和学习能力，促进信息的存储和回忆。

6. 预防脑部疾病

充足的水分摄入有助于预防脑部疾病的发生，如脑卒中、认知功能障碍等，保护脑细胞免受损伤，维护脑部健康。

健康加油站

保持适量的水分摄入，维持身体水平衡，有助于促进脑部功能正常运转，提高思维活动的效率与质量。

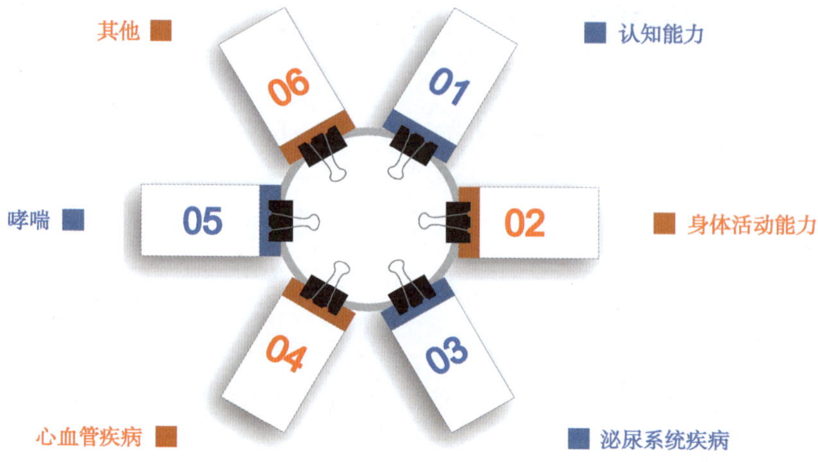

脱水对健康的影响

（郑瑞茂　周敬霖）

第三章

水卫生与健康

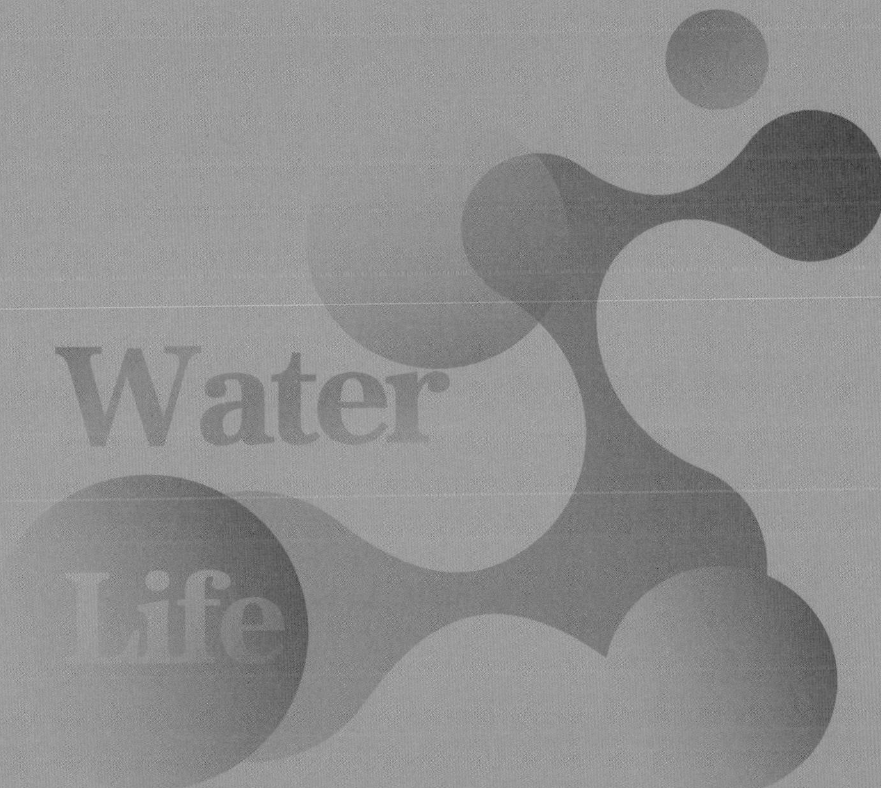

第一节 水卫生指标

一、水质标准中对水质卫生的要求

安全的饮用水是家庭日常生活不可或缺的基础保障，无论是饮用、烹饪食物，还是满足个人卫生需求，都离不开它。改善饮水安全能为人们的健康带来诸多实实在在的益处，所以必须采取一切可行措施，最大程度地保障饮用水的安全性。世界各国及国际组织纷纷建立起各自的饮用水水质标准，对水质卫生提出明确要求，全力确保饮用水安全无虞。世界各国制定的这些饮用水水质标准，构建起一套全面的标准体系，通常涵盖微生物、化学物质、放射性指标以及感官性状等多个维度的参数，以此守护居民健康与公共卫生安全。

听专家说

生活饮用水卫生标准是我国开展饮用水水质监督管理的重要依据，是以保护人群身体健康和保证人类生活质量为出发点，对饮用水中与人群健康相关的各种因素做出量值规定，经国家有关部门批准、发布的法定卫生标准。我国现行的《生活饮用水卫生标准》（GB 5749—2022）于 2022 年 3 月 5 日发布，并于 2023 年 4 月 1 日正式实施。

1. 生活饮用水卫生标准对水质卫生有哪些要求

《生活饮用水卫生标准》（GB 5749—2022）规定生活饮用水水质应符合下列基本要求，从而保证用户饮用安全：生活饮用水不应含有病原微生物；生活饮用水中化学物质不应危害人体健康；生活饮用水中放射性物质不应危害人体健康；生活饮用水的感官性状良好；生活饮用水应经消毒处理。

2. 生活饮用水卫生标准对哪些水质指标进行规定

《生活饮用水卫生标准》（GB 5749—2022）明确规定了 97 项水质指标。在众多指标中，微生物指标为 5 项，用于监测水中致病微生物的情况；消毒剂指标为 4 项，对饮用水消毒过程中涉及的相关物质进行限定；毒理指标多达 65 项，严格把控水中有毒有害物质的含量；感官性状和一般化学指标为 21 项，涵盖了水的外观、气味、酸碱度等方面；放射性指标为 2 项，保障饮用水在放射性方面的安全性。

健康加油站

安全饮用水是指一个人终身饮用也不会对健康产生明显危害的饮用水。在生命的不同阶段，人体对水源性危害的敏感程度也不同，最容易受到水源性疾病危害的是婴幼儿、体质衰弱者、生活在不卫生环境中的人以及老年人。那些生活在水传播疾病风险环境下的人，需要采取额外的措施来保护自己，如对水进行化学消毒，或将水煮沸，避免接触到经水传播的病原体。

二、什么是饮用水微生物指标

饮用水微生物指标是保障饮用水安全的核心内容之一。通过对这类指标进行监测与分析，我们可以及时发现并解决饮用水中的微生物安全隐患，保障人民群众的健康与生命安全。

听专家说

饮用水微生物指标是衡量饮用水质量的关键参数，主要包含总大肠菌群、大肠埃希菌和菌落总数等，这些指标能反映饮用水中病原微生物的污染情况，以及水体的清洁与污染程度。

1. 总大肠菌群

总大肠菌群是饮用水中最常见的微生物指标之一，属于肠道细菌类，包括大肠埃希菌和其他相关菌群。总大肠菌群的检测可以间接反映饮用水中是否存在病原微生物污染。这些细菌通常来源于动物粪便，如果饮用水中检出总大肠菌群，往往意味着水源已受到污染。

2. 大肠埃希菌

大肠埃希菌（Escherichia coli）是一类常见的肠道细菌，一旦在饮用水中检出该菌，不仅表明水体受粪便污染，还意味着水体中可能存在其他致病性更强的病原微生物，如霍乱弧菌、沙门菌等。

3. 菌落总数

菌落总数可用于评价水质清洁程度和净化效果，其数值与水体有机物污染程度呈正相关，常作为评判水体污染状况的重要依据。菌落总数反映了水体中细菌的总数量，能帮助判断水体中是否存在污染源，以及污染的程度和类型。如果菌落总数超标，往往意味着水体中存在大量有机物污染，需要采取相应的净化措施来保障饮用水安全。

健康加油站

我国《生活饮用水卫生标准》（GB 5749—2022）规定：每100mL生活饮用水中，不得检出总大肠菌群；每100mL生活饮用水中，不得检出大肠埃希菌；每1mL生活饮用水中，菌落总数不能超过100CFU或100MPN。

三、什么是饮用水感官性状和一般化学指标

饮用水的感官性状是评判水质的重要维度，如果饮用感官性状不佳的水，往往会使人产生厌恶感和不安全感。饮用水不应有颜色，而且水中不应有任何异物及异常的气味和味道。如果发现饮用水出现混浊、有颜色或异常味道，通常表示水已被污染，应该停止饮用，立即通知自来水公司或卫生行政部门进行调查和处理。

听专家说

感官性状指标是指依靠检验者的感觉器官（即视觉、嗅觉、味觉等）进行检验的指标，而一般化学指标限值的制定，主要依据化学物质对水的感官影响来确定，所以将这两类指标统一归为感官性状和一般化学指标。

1. 我国饮水标准中感官性状和一般化学指标

我国《生活饮用水卫生标准》中感官性状和一般化学指标共 21 项，其中常规指标有 16 项，分别为色度、混浊度、臭和味、肉眼可见物、pH 值、铝、铁、锰、铜、锌、氯化物、硫酸盐、溶解性总固体、总硬度、高锰酸盐指数和氨；扩展指标有 5 项，分别为钠、挥发酚类、阴离子合成洗涤剂、2- 甲基异莰醇和土臭素。

2. 感官性状和一般化学指标是否属于强制性标准

我国《生活饮用水卫生标准》规定，该类指标为强制性标准，其主要原因在于：一是水的感官性状会直接影响饮用水的质量和公众的饮用感受；二是这类指标的限值低于对人体靶器官健康造成危害的阈值，能间接保护公众健康；三是不良的感官性状在一定程度上反映了水体可能已受到污染。

健康加油站

公众无法自行判断饮用水的安全性，但是他们对饮用水供应及对供水企业的态度，很大程度上会受感官认知到的水质情况影响。当饮用水看起来不干净、带有颜色，或是散发令人反感的味道或气味时，公众难免会心存疑虑，即便这些性状可能并不会直接危害健康。

四、什么是饮用水毒理指标

随着工业和科学技术的发展，化学物质对饮用水的污染问题越来越引起人们的关注。饮用水中有毒化学物质污染带给人们的健康危害与微生物污染不同。一般而言，微生物污染可能引发介水传染病的暴发，而化学物质引起的健康问题往往是由长期接触所致，尤其是蓄积性毒物和致癌物质的危害，仅在极特殊情况下，才会因大量化学物质污染而引发急性中毒。

听专家说

毒理指标是衡量饮用水中有毒有害物质的指标，这类指标对应的物质会对人体产生毒害作用，当水中该类物质浓度达到一定水平时，便会危害人体健康。这些物质的限值制定，均依据毒理学研究成果及人群流行病学调查数据。《生活饮用水卫生标准》（GB 5749—2022）规定了65种毒理指标，其中常规指标中共有18种毒理指标，扩展指标中共有47种毒理指标。

1. 常规毒理指标

《生活饮用水卫生标准》（GB 5749—2022）中常规毒理指标共18

种，其中第一类为 5 种金属类指标，分别为镉、铬、铅、汞、砷；第二类为 3 种阴离子指标，分别为氰化物、氟化物、硝酸盐；第三类则为三氯甲烷、一氯二溴甲烷、二氯一溴甲烷等 10 种消毒副产物。

2. 扩展毒理指标

《生活饮用水卫生标准》（GB 5749—2022）中扩展毒理指标共 47 种，其中第一类为 9 种金属类指标，分别为锑、钡、铍、硼、钼、镍、银、铊、硒；第二类为 1 种阴离子指标，即高氯酸盐；第三类为二氯甲烷、1，2- 二氯乙烷、四氯化碳、苯并[a]芘等 21 种有机物；第四类为六氯苯、七氯、马拉硫磷、乐果等 15 种农药；第五类为 1 种藻毒素，即微囊藻毒素 -LR。

健康 加油站

水中有毒有害化学物质的浓度是评价水质安全的重要指标。虽然常规水处理技术（如混凝、沉淀和过滤）可以在一定程度上降低这些化学物质的含量，但在某些情况下无法将其完全去除。因此，在选择饮用水源时，需对这些毒理指标的污染情况进行评估。

五、什么是饮用水消毒剂指标

水质安全直接关系到广大人民群众的健康。自然界中的水大多数会受到微生物污染，若不进行消毒处理，会对人体健康造成一定伤害，所以消毒处理是饮用水生产的必要环节，可通过消毒切断介水传染病的传播途径。

听专家说

饮用水消毒剂是用于杀灭饮用水中的细菌、病毒及其他微生物的化学物质，消毒剂指标是评价杀菌效果与安全性的重要指标。我国饮水水质标准中，消毒剂常规指标包括游离氯、总氯、二氧化氯和臭氧 4 项。

1. 消毒剂指标的要求

饮用水化学消毒方法主要有氯化消毒、二氧化氯消毒和臭氧消毒等。采用不同的消毒方法，需要监测的消毒剂指标不同，当采用液氯、次氯酸钠、次氯酸钙消毒时，要求测定游离氯；当采用氯胺消毒时，要求测定总氯；当采用臭氧消毒时，要求测定臭氧；当采用二氧化氯消毒时，要求测定二氧化氯；当采用二氧化氯与氯混合消毒剂发生器消毒时，要求测定二氧化氯和游离氯，且两项指标均应满足限值要求，至少一项指标应满足余量要求。

2. 饮用水消毒是否会影响健康

饮用水消毒时，水中的有机物与消毒剂发生反应可生成消毒副产物，如三卤甲烷、卤代乙腈、卤乙酸等。部分消毒副产物已经被证实具有致癌性、生殖和发育毒性等，对人群健康构成潜在威胁。例如流行病学研究发现，长期饮用三卤甲烷含量大于 49μg/L 的饮用水的人群，患膀胱癌的风险比饮用三卤甲烷含量低于 8μg/L 的饮用水的人群高 1 倍左右。

健康 加油站

饮用水消毒是去除水中病原微生物，防止霍乱、伤寒、痢疾等介水传染病传播的有效途径。为了保证消毒效果，出厂水和末梢水中的消毒剂须保持一定余量，但因为可能产生消毒副产物，所以消毒剂并不是多多益善，要严格按照《生活饮用水卫生标准》中的规定，对消毒剂的使用与剂量进行把控。

六、什么是饮用水放射性指标

水中放射性物质水平增高可能源于天然因素或人类某些实践活动所造成的污染，特别是随着科技的发展，原子能、核能的利用及同位素的应用，都可能造成饮用水的放射性污染，进而对人体健康产生不利影响。因此，将放射性指标纳入常规监测和评价项目，是十分必要的。

听专家说

生活饮用水卫生标准中规定的放射性指标包含总 α 放射性、总 β 放射性两项，均属于生活饮用水水质常规指标。

1. 水中放射性核素的来源

自然源：主要来自岩石、土壤及空气中的放射性物质。岩石和土壤中含有铀系、钍系、锕系三个放射系及钾等天然放射性核素，这些核素形成的各种水溶物可被流水带到饮用水中，不溶性的放射性物质也会随泥沙等固体微粒进入水体中。

人为源：主要包括原子能工业排放的放射性废物、核武器试验的沉降物以及医疗、科研排出的含有放射性物质的废水、废气、废渣等，这些物质会通过多种途径进入水中造成污染。

2. 水中放射性核素分布状况

根据全国天然放射性本底调查结果，我国各流域江河水以及城（镇）自来水中都检出了微量铀、钍、镭 -226、钾 -40 等天然放射性核素，但水中含有的这些微量放射性物质不会影响我们的生活与健康。

健康加油站

《生活饮用水卫生标准》（GB 5749—2022）新增了对总 β 放射性指标进行核素分析评价的具体要求，即总 β 放射性测定需包含钾 -40，在基于该指标评价综合致癌风险时，应排除钾 -40 筛查水平的考量，明确了当总β放射性测定扣除钾-40后仍然大于1Bq/L时，应进行核素分析与评价，判定水体能否饮用。同时在标准的附录中增加了铀和镭-226等水质参考指标，其中铀的限值为0.03mg/L，镭-226的限值为1Bq/L。

第二节 饮用水相关健康危害及防控

一、什么是介水传染病

介水传染病是指通过饮用或接触病原体（致病菌、病毒或某些寄生虫等）污染的水，或食用被这种水污染的食物而传播的疾病。这类疾病常表现为居民饮用或使用同一个被污染的水源后，出现大量症状相同的病例。介水传染病多由人们接触或饮用被人类粪便、污水和垃圾中的病原体污染的水源所导致。

听 专家说

介水传染病的病原体主要分为三类：①细菌，如伤寒杆菌、副伤寒杆菌、霍乱弧菌、痢疾杆菌等；②病毒，如甲型肝炎病毒、脊髓灰质炎病毒、柯萨奇病毒和腺病毒等；③原虫，如蓝氏贾第鞭毛虫、隐孢子虫、溶组织阿米巴原虫、血吸虫等。它们主要来自人类粪便、生活污水、医院污水以及畜牧屠宰、皮革和食品工业等废水。人们接触或饮用被病原体污染的水，就可能引发介水传染病。

1. 介水传染病发生的原因

介水传染病的发生主要有两个原因：①水源受病原体污染后，未经妥善处理和消毒就供公众饮用；②处理后的饮用水在输配水和贮水过程中再次被病原体污染。

2. 介水传染病的特点

介水传染病的流行一般具有三个特点：①水源发生一次严重污染后，短期内突然出现大量患者，且多数患者发病日期集中在同一潜伏期内。若水源持续受污染，则发病者可能常年不断。②大多数患者有饮用或接触同一水源的经历。③一旦对污染源采取治理措施，并加强饮用水的净化和消毒，疾病能迅速得到控制。

健康 加油站

饮用水消毒对防止介水传染病的传播与流行具有重要意义，将水煮沸是一种有效的饮用水消毒方法，但是并非所有人都能在所有地方或所有时间坚持喝开水。此外，用未经消毒的水漱口或清洗生吃的蔬菜、水果，也是介水传染病的重要传播途径。因此，水源水需要经过一系列处理工艺，特别是净化消毒，最终达到国家标准方可供水，否则即使只饮用开水，也无法完全避免感染介水传染病。

二、饮水型地方性氟中毒是怎么回事

饮水型地方性氟中毒（简称“饮水型地氟病”），是指居民长期饮用氟含量超标的水，导致体内氟摄入过量，从而引发的一种慢性氟中毒疾病。

听专家说

根据考古资料记载，饮水型地方性氟中毒在人类远古祖先生活的时代就已经存在了。我国三国时期魏国的嵇康在《养生论》中提到“齿居晋而黄”，这可能是我国最早的关于氟中毒与水土关系的记载。通过饮水摄入过量的氟可以引起全身性慢性蓄积性中毒。氟主要侵犯牙齿和骨骼，表现为氟斑牙和氟骨症，是地方性氟中毒的特征性损害。

1. 什么是氟斑牙

氟斑牙又称“斑釉症”，是在牙齿发育形成期间，因摄入过量氟化物而引起的牙齿病理性改变。其特征性改变出现在牙釉质，表现为釉面呈白垩色、黄棕色或缺损等，但也可累及牙本质和牙骨质。氟斑牙是氟中毒的主要临床表现之一，是反映氟中毒最敏感、特异的指标。氟斑牙轻症仅影响外观美观，重症则会影响咀嚼及消化功能。

2. 什么是氟骨症

氟骨症是以颈、腰和四肢大关节疼痛、肢体运动功能障碍以及骨和关节X射线征象异常为主要表现的慢性代谢性骨病。初期仅表现为持续性的骨关节疼痛并伴有一般中毒症状，影响患者生活质量；继续发展可出现关节不灵活、运动功能障碍等体征，生活和劳动能力降低；严重的氟骨症患者肘关节会僵硬变形，活动障碍，脊柱严重弯曲变形，导致身体呈“C”字形，睡觉不能平躺，抬头受限，劳动能力显著降低甚至丧失、生活不能自理，最终可能瘫痪。

健康 加油站

目前地方性氟中毒尚无特效治疗药物，主要以预防为主：减少机体对氟的摄入，改善生活条件，增强机体抵抗力。地方性氟中毒高发地区的儿童应避免使用含氟牙膏。

三、饮水型地方性砷中毒是怎么回事

饮水型地方性砷中毒（简称“饮水型地砷病”）是指生活在特定地理环境条件下的居民，因长期饮用无机砷含量较高的地下水而引起的慢性砷中毒。

听 专家说

饮水型地方性砷中毒是一种古老的疾病，但人们对它的认识始于20世纪40年代。我国台湾地区于1956年首次发现高砷乌脚病病区，大陆于1982年首先在新疆准噶尔盆地的奎屯和乌苏地区发现砷中毒病区。饮水型地方性砷中毒是居民长期饮用砷浓度较高的水而引起的慢性砷中毒。

1. 饮水型地方性砷中毒的临床表现

皮肤三联征——掌跖皮肤角化、躯干皮肤色素沉着和色素脱失，是地方性砷中毒的特异性损害，皮肤病变严重者可能恶变为鲍恩病和皮肤癌。砷可以侵害人体多个系统，地方性砷中毒患者临床表现个体差异很大，轻度患者往往只有较轻的皮肤改变，而无明显的临床症状；重度患者除了具有典型的皮肤损害，还常伴有肝病、内脏肿瘤等并发症，但均无特异性。

2. 饮水型地方性砷中毒分布地区

饮水型地方性砷中毒病区主要分布在我国的新疆维吾尔自治区、内蒙古自治区、山西、宁夏回族自治区、吉林、青海、甘肃、湖北、安徽、江苏、云南、陕西 12 个省（区）。

健康 加油站

若出现皮肤色素异常、掌跖皮肤角化，或是心悸、胸闷、腹痛、腹胀等砷中毒症状，应及时到医院就诊，完善血常规等检查以明确诊断。在日常生活中，应注意养成良好的卫生习惯，建议将食物认真清洗后再食用。多吃富含维生素 C 和高蛋白的食物，如苹果、菠菜、鸡蛋、牛奶等。维生素 C 具有抗氧化作用，能阻断砷离子与机体蛋白发生氧化还原反应，可辅助预防饮水型地方性砷中毒。

四、微塑料是如何悄悄进入我们体内的

微塑料（microplastics）是指粒径小于 5mm 的塑料碎片、纤维或颗粒。微塑料可以通过呼吸、饮水、进食等途径进入人体。虽然目前还没有充分证据表明这类塑料会直接引发人类疾病，但鉴于其在海洋、饮用水及人体中的检出量日益增多，还是引起了科学家及公众的广泛关注。

听专家说

2019年8月22日世界卫生组织发布的《饮用水中的微塑料》报告指出，在海洋、污水、淡水、食物、空气及饮用水（包括瓶装水和自来水）中，均检测到塑料污染物的存在。环境中的微塑料污染物，主要来源于地表径流和污水排放，而饮用水中最常见的微塑料颗粒是塑料瓶碎片。比起自来水，瓶装水中含有更多的塑料颗粒。饮用水中最常检测到的两种高分子聚合物是聚对苯二甲酸乙二醇酯（PET）和聚丙烯（PP）。为此，世界卫生组织呼吁决策者和公众采取措施，尽可能控制并减少塑料使用，以改善环境、促进人体健康。

1. 微塑料的来源

有报道显示，全球每年约有150万吨微塑料进入海洋。微塑料的来源十分多样，数量也十分惊人，从洗漱用品、矿泉水瓶到汽车，其已渗透到我们生活的方方面面，如塑料袋、食品包装、吸管等一次性塑料用品的使用。此外，日常洗漱用品中的添加剂以及洗衣过程中产生的塑料纤维，被直接排放到水体中后，也会带来微塑料污染。

2. 饮用水中的微塑料

不少学者采用不同的方法，对世界各地自来水中微塑料的污染情况及赋存特征展开研究，结果表明饮用水受到了不同程度的微塑料污染，污染物主要为碎片和纤维状微塑料。这些微塑料可能源于空气沉降、塑料水管释放和膜污染等。而被越来越多的人选择作为外出或居家饮用水来源的瓶装水，也易受到聚乙烯（PE）、聚丙烯（PP）和聚对苯二甲酸乙二醇酯（PET）等微塑料污染。这些微塑料主要来源于塑料包装和瓶盖的释放，同时阳光照射、瓶龄、清洗和罐装等因素，也可能导致瓶装水中微塑料的丰度增加。

3. 微塑料如何进入人体

食用或饮用受微塑料污染的食物和饮用水，是人体摄入微塑料的重要途径之一。由于微塑料的体积小、难降解，一旦进入人体，会通过循环系统遍布于人体的各类组织和器官，并被血液、睾丸和胎盘等组织器官吸收或累积在各个部位。

4. 微塑料产生危害的原因

微塑料产生危害的原因主要有三个方面：①微塑料化学性质稳定，难以降解，进入环境后会长期存在，还能随环境介质进行远距离迁移；②在塑料制造过程中，为了改良其性能，会加入许多添加剂，如氯化石蜡、邻苯二甲酸酯类物质，部分添加剂可能会对人体产生危害；③微塑料巨大的比表面积与疏水性使其成为多种污染物的良好吸附载体，在特定条件下可大量吸附有机物、无机物、金属及病原体等物质。

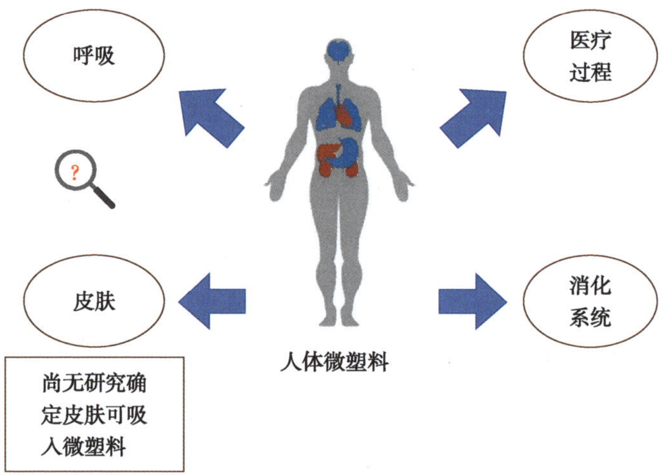

人体微塑料污染的来源

健康 加油站

研究发现，如果水质较硬，即水中碳酸钙含量较高的话，将水煮沸后去除微塑料的效果能达到近90%。这是因为硬质水在煮沸、冷却后，水中的碳酸钙会转变为固态，而这些固态碳酸钙颗粒在沉降过程中会把水中的微塑料一起“打包带走”。若想去除饮水中的微塑料，最简单有效的方法是将水煮沸5分钟，待其放凉后，对凉白开进行过滤，滤掉沉积物即可。

五、核污染水对人体有危害吗

核污染水，通常是指受到核活动影响而含有放射性物质的水。这种水的来源主要为核电站、核试验场，以及其他涉及核材料使用的场所。2011 年发生在日本福岛的核事故导致大量放射性物质泄漏，其中一部分进入了周围的水体，引发全球对核污染水的关注。

听 专家说

人体若长期饮用放射性物质含量超标的饮用水，患癌症的风险会显著增加。如碘 -131 会增加甲状腺癌的患病风险，而铯 -137 则会增加人体多数组织患癌的可能性。

1. 放射性物质的种类与特性

在受到核污染的水中，常见的放射性物质包括铯 -137、碘 -131、锶 -90 等。这些放射性物质的危害在于其能够释放出 α 射线、β 射线和 γ 射线等放射性射线。

2. 核污染水的潜在危害

摄入含有放射性物质的水，可能导致放射性物质在体内不断累积。例如，铯 -137 易在肌肉组织中蓄积，而锶 -90 则倾向于在骨骼中沉积。长期暴露于放射性物质环境中，会增加患癌症的风险，尤其是甲状腺癌和骨癌。此外，放射性物质还可能损害生殖系统，甚至引发遗传病。

3. 核污染水的检测与管理

由于受核污染的水对人体健康危害极大，因此对其检测与管理尤为重要。政府及相关环保机构通常会对可能受到核辐射影响的水源进行定期检测，以确保公众饮用水的安全。

健康
加油站

如果居住在可能受到核废水影响的地区，应避免直接接触或饮用可能被污染的水源，使用过滤或瓶装水进行饮用和烹饪。同时，需关注官方发布的食品安全指导和警示，避免食用可能受到放射性污染的海产品及其他食品。

第三节 保障水卫生的措施

一、如何初步判断水质的好坏

公众判断水质好坏，最简单的方法就是对水质的直观感受，例如用肉眼可以看出水中是否有悬浮物，是否有沉淀物质，进而观察水的清澈程度和颜色；再用鼻子闻一下是否有异味、异臭，优质的水应是无色无味的。

听专家说

感官性状良好的水，未必代表其饮用安全，感官性状不佳的水，也不一定会对人体健康造成损害。无色无味只是判断水安全性的初步标准，要得出准确结论，还需依据专业机构的水质监测结果。但是当饮用水的感官性状突然发生显著变化时，如出现异味、异臭，往往预示着水质受到了污染，应引起重视。

如何初步判断水质的好坏？

1. 看

用透明度较高的玻璃杯接满一杯水，对着光线观察水的颜色、浑浊度以及是否有漂浮物、泡沫等外观特征。当水出现颜色、浑浊、有漂浮物或泡沫等外观异常时，提示该饮用水可能不安全。

2. 闻

用玻璃杯在距离水龙头稍远的位置接一杯水，摇晃后嗅闻水的气味，如果有异味、异臭，则提示该饮用水可能不安全。

3. 品

合格的饮用水应无任何味道，若水质发生变化，饮用时可能会尝到苦涩、腥辣等异常味道。

4. 测

可以借助一些检测工具，如 pH

计、溶解性总固体测定笔等，对水质进行检测。若检测数值出现大幅波动，可能意味着水质发生了某些变化。

健康加油站

以上各种方法只能初步判断水质的好坏，如果需要更准确的结果，必须将水样送到官方认证的实验室进行专业检测。

二、水厂是怎么净化水的

众所周知，受自然与人为因素的影响，水厂的水源水中可能含有悬浮物、胶体物质、溶解物以及细菌、病毒等各类杂质。自来水厂净水处理的目的就是去除这些杂质，使净化后的水能够满足生活饮用与工业生产的需求。

听专家说

以地面水为水源的水质净化，一般采用混凝、沉淀、过滤、消毒等常规水处理工艺。若以地下水为水源，如果地下水的水质好，其净化过程比较简单，可省去混凝、沉淀和过滤步骤，直接加消毒剂消毒即可。

水厂净化水的流程

以混凝、沉淀、过滤、消毒的常规水处理工艺为例，水厂净化水流程具体如下：①从水源中取水；②加絮凝剂，使悬浮的小颗粒状杂质被吸附凝聚；③在沉淀池中沉降分离，使水澄清；④将沉淀池中流出的较澄清的水通入滤池中，进一步去除不溶性杂质；⑤将处理后的水引入清水池，同时加入氯或其他消毒剂，杀灭水中的细菌、病毒等微生物，确保水质的安全卫生。

自来水经过这些处理工艺达到国家规定的饮用水标准后，通过输配水管网输送到千家万户。

健康
加油站

经自来水厂净化处理后达到生活饮用水卫生标准要求的水，可满足直饮要求。

三、瓶、桶装水是怎么生产出来的

瓶装水和桶装水是我们日常生活中常见的饮用水形式。无论是在户外、办公室还是家中，这两种形式的饮用水都非常受欢迎。

听专家说

瓶装水和桶装水的生产流程包括原材料准备、水的处理、包装以及质量检测等环节。严格执行这些环节，能确保生产出安全、卫生的饮用水产品。

1. 原材料准备

瓶装水和桶装水的主要原材料是水。这些水一般取自自然水源，如地下水、山泉水等。在选取水源时，需要进行水质检测，确保水质符合国家标准。同时，还需要准备食品级塑料制成的瓶子和桶，作为包装容器。

2. 水的处理

为了确保水的安全和卫生，从水源中取出的水需要经过一系列处理。首先，需要进行过滤，去除水中的悬浮物、杂质和微生物。随后，通过加热和杀菌处理，杀灭水中的细菌和病毒。最后，根据需要，可能会添加适量的矿物质和营养物质，以改善水的口感并提升营养价值。

3. 瓶装水生产流程

瓶装水的生产流程可以分为几个主要步骤。首先，将经过处理的水装入洁净的瓶子中。然后，对瓶子进行密封和包装，以确保水的安全和卫生。在包装过程中，需要完成瓶身清洗、消毒和干燥等步骤，以确保瓶子的质量。最后，对包装好的瓶装水进行质量检测，确保水质无问题后，将其存储在干燥、通风的地方，等待出货。

4. 桶装水生产流程

桶装水的生产流程与瓶装水类似，仅在包装环节有所不同。首先，把处理后的水装入洁净的桶中，然后，对桶进行密封和包装，以确保水的安全和卫生。在桶装水的包装过程中，需要进行桶身清洗、消毒和干燥等步骤，以确保桶的质量。最后，对包装好的桶装水进行质量检测，确认无问题后，将其存储在干燥、通风的地方，等待配送。

5. 质量检测与包装

瓶装水和桶装水生产流程中都有质量检测的环节。这些检测环节可以确保水的质量符合国家标准和企业要求。质量检测主要包括外观检查、pH值检测、微生物检测等。此外，还需要进行包装质量检测，保证瓶和桶的密封性能，以及包装标签的准确性。

健康加油站

瓶装水通常以小瓶形式出售，容量一般为 0.3~2L，适合携带和随时饮用。桶装水则以大桶形式出售，容量较大，通常为 18L 或更多，适合家庭、办公室等需要大量饮用水的场合。

四、日常生活中如何筛选净水器

净水器的作用是提高饮用水的水质，从而保护人们的饮水健康。但随着净水器销量增加，品牌日渐增多，产品琳琅满目，品质却良莠不齐。

听 专家说

不同地区的水质差异显著，而不同类型的净水器对水质问题的解决能力各有不同，可以根据当地的水质状况和个人需求选用合适的净水器。家用净水器的选购要点如下。

1. 确定自己的需求

在选择家用净水器时，首先要明确自己的需求。不同的家庭由于人数、饮水量、用水习惯等因素，对净水器的需求也会有所不同。比如，人数较多的家庭，需要选择流量较大的净水器；水质较差的地区，则需要选择过滤效果更好的净水器。

2. 了解净水器的工作原理

净水器的工作原理主要包括滤网过滤、活性炭吸附、反渗透、紫外线杀菌等多种技术，不同原理的净水器对水质的处理效果也会有所不同。在选购时，需要了解各种原理的优缺点，并根据自己的需求选择合适的净水器。

3. 注意净水器的过滤效果与水质检测指标

在选购净水器时，需要注意其过滤效果和水质检测方面的指标。首先，对含有过滤组件的净水器，需要关注净水器的过滤精度，过滤精度越高，净水器能够去除的微小颗粒和有害物质就越多。其次，需要了解净水器的出水水质标准，一般来说，出水水质应该达到国家相关标准，以保证饮用水安全。此外，还需要关注净水器滤芯的更换周期与更换方式等信息。

健康加油站

在选择净水器时，一定要注意产品的滤芯更换周期和售后服务，这些因素直接关系到你的使用体验和长期使用成本。

五、日常生活中如何使用净水器

很多家庭选择购买净水器，以期获得更纯净、更安全的饮用水。但净水器并不是一劳永逸的神器，如果使用不当，反而会造成水质二次污染，影响人体健康。

听专家说

净水器使用者需仔细阅读说明书，按要求做好定期清洗和维护工作，及时更换滤芯，带有软化装置的净水器，还应定时进行树脂再生等操作，以确保净水安全。

1. 家用净水器的使用方法

安装净水器：在安装净水器前，需要先关闭水源，将需要安装的净水器放到水槽中固定好，然后将水管连接到净水器的进水口处。若净水器有废水排出，需要将废水排放口连接到下水道或排污口处，以保证废水及时排出。最后需要打开水源，将净水器冲洗干净后即可使用。

使用净水器：净水器的出水量取决于家中用水量大小。如果遇到机器不出水的情况，需要检查滤芯是否堵塞或已达到使用寿命，及时更换滤芯。此外，还需要注意保持机器内部的清洁卫生，避免细菌滋生。

2. 家用净水器的保养技巧

定期更换滤芯：需要根据不同功能的净水器来确定滤芯的更换周期，及时更换滤芯可以保证水质的安全可靠。

保持机器清洁：净水器的外壳和内部都需要保持清洁卫生，防止细菌滋生。在更换滤芯时，需要将外壳和内部的清洁工作做好，必要时可以用酒精擦拭或使用专业的清洁剂进行清洁。

注意存放和保养：净水器不使用时，需要将其妥善存放。可以将净水器放置在干燥通风的地方，避免阳光直射和接触污染物。此外，要做好净水器的保养工作，可定期用自来水冲洗滤芯和外壳等部位，保持其清洁卫生。

健康加油站

如果净水器长期停用，再次使用时需对净水器反复进行 2~5 分钟的顺冲洗，直到净水器内的存水排尽为止。

六、如何去除水壶和热水瓶中的水垢

我们在日常生活中经常会使用烧水壶和热水瓶，细心的人可能会发现烧水壶和热水瓶在使用一段时间之后，里面积满了水垢。其原因是日常使用的水一般都有一定的硬度，如果水的硬度较高，在加热后，水中的钙、镁离子会形成不溶性盐类并从水中析出，形成水垢。

听专家说

水垢，又称水碱，主要成分是一些碱性物质，比如氢氧化镁、碳酸钙、碳酸镁等，这些物质会与酸发生反应，被酸性物质溶解。因此，可采用食用级酸性物质清除水垢。

1. 白醋去水垢

白醋是厨房中常见的调味品，很多人知道白醋可以用于调味，但白醋的作用还有很多，其中最常见的就是用白醋去除水垢。我们可以将白醋倒在碗里，然后用牙刷蘸取白醋刷洗水壶的内壁，这样就可以将水壶里面的水垢去除了。

2. 可乐清除水垢

日常饮用的可乐也能清除水垢。具体方法：取一瓶可乐，倒进有水垢的水壶中，不要稀释，随后给水壶加热至沸腾，最好持续煮沸一段时间，水垢会逐渐溶解在可乐溶液中，最后将可乐倒掉就可以了。

3. 专用水垢清洗剂清除水垢

目前市场上有专门的水垢清洗剂，需购买食用级产品，其主要成分为柠檬酸。取适量清洗剂倒入水壶中，而后加入清水，并给水壶加热至沸腾后，浸泡一段时间，去除水垢效果最佳。需注意水垢清洗剂的使用比例，一般按 1：20 调配即可，不要使用得过浓，太浓的酸性清洗剂对金属材质的水壶会产生一定的腐蚀作用，尤其铝制的水壶应特别注意。

健康加油站

去除电热水壶中水垢的方法有很多种，选择哪种方法取决于电热水壶的材质和水垢的多少。在使用任何清洗方法之前，建议先进行小面积试验，以确定其适用性。同时，清洗完毕后，需彻底清洗电热水壶的内外壁，以防止水分和清洁剂残留。

（张岚　叶必雄）

第四章

饮水、水合状态与健康

第一节 饮水、水合状态评价方法与指标

一、饮水行为大揭秘

在繁忙的生活中，我们常常忽略了最基本的生命需求——饮水。看似简单的饮水行为，实则是一门深奥的学问。它不仅关乎我们的口渴感，更与身体的代谢、排毒乃至整体健康状况紧密相关。

听专家说

饮水行为，不仅仅是拿起水杯喝上一口那么简单。它涉及我们每天摄入水分的总量、最佳饮水时机、适宜的饮水频率，以及选择何种类型的水质。这些细节构成了我们的饮水习惯，而良好的饮水习惯是维持身体健康的重要基石。专家指出，合理的饮水行为能够有效调节体内水平衡，支持身体各项功能的正常运作，甚至对预防某些疾病起到积极作用。

健康加油站

养成良好的饮水习惯：每天定时定量喝水，不要等到口渴才补充水分。我们可以在经常活动的区域，如办公桌、书桌或休息区，放置一个水杯或水壶。这样，每当我们的视线触及这些地方时，就会自然而然地想起补充水分，从而帮助我们维持身体水平衡。选择清洁、安全的水，尽量选择白开水或经过煮沸的水，同时，保持水温适中。

二、水银行：你的日常收支平衡了吗

在我们的身体内，有一个无形的“水银行”，它默默地管理着我们的水分收支。就像金融账户需要平衡一样，这个“水银行”的平衡与否，直接关系到我们的健康与活力。在这个繁忙的世界中，你是否忽略了这笔最重要的“交易”？接下来我们深入探讨，确保你的“水银行”始终保持健康的收支平衡。

听专家说

想象一下，身体的“水银行”就像是一家精密的金融机构，它负责调节和监控我们体内的水分流动。专家们强调，维持“水银行”的收支平衡是保障生命质量的关键。无论是通过饮水、食物摄入水分，还是通过排尿、出汗等方式排出水分，每一步都需要精心把控。掌握正确的管理方法，才能确保“水银行”稳定运作，进而保障身体的健康与和谐。

水合状态主要分为以下几类。

1. 正常水合状态

水的摄入量与排出量大致相等，差值不超过身体总水分的2%。这种平衡确保了血液、细胞和组织维持适宜的含水量和渗透压，从而支持身体的正常生理功能。

2. 过水合状态

当水分摄入量显著超过排出量时，人体便处于过水合状态。这种情况可能导致血液被稀释、细胞水肿等，严重时甚至可能引发水中毒。过水合状态虽然不常见，但可能与过量饮用低渗溶液或肾功能不全有关。

3. 脱水状态

当水的排出量与摄入量的差值超过身体总水分的2%时，人体会处于脱水状态。这可能导致血液浓缩、心率加快、血压下降等。脱水的原因多种多样，包括高温环境、大量出汗、呕吐、腹泻等。

健康
加油站

维持良好的水合状态是保持健康的关键因素之一，而水分的摄入和排出需要根据个体差异和环境条件进行合理调整。

关注脱水信号：若出现口渴、尿色深黄等脱水信号，应及时补充水分，维持良好的水合状态。

应对过水合状态：出现头晕、恶心等过水合症状时，应减少饮水量，并及时寻求医疗建议。适量且有序地补水比过量饮水更有益于身体健康。

三、哪些情况让你的身体喊渴

在我们的日常生活中，水分的流失往往在不经意间发生，而这可能导致身体出现脱水的状况。了解在哪些情境下我们的身体最易失去水分，对于保持健康至关重要。下面就让我们探索那些常见的脱水诱因，以及如何及时为身体补充所需水分吧！

听 专家说

机体脱水可能由以下几种情况引起：①处于高温环境或进行剧烈运动；②有发热、呕吐、腹泻等症状；③长时间饮水不足，或大量饮用含咖啡因、酒精等利尿物质的饮料；④老年人、婴幼儿、孕妇等特定群体，由于生理特点，更容易出现脱水现象。

1. 高温或剧烈运动

在高温环境下或进行剧烈运动时，人体出汗增多，若未能及时补充流失的水分，可能导致体液和电解质平衡失调，进而影响血液对氧气的运输能力。

2. 发热、呕吐、腹泻

发热、呕吐、腹泻等症状会造成体温升高与胃肠道功能紊乱，导致大量水分和电解质丢失。这些状况会加重身体负担，让维持水分平衡变得更加困难。

3. 饮水不足或饮用含利尿物质的饮料

长时间饮水不足或大量饮用含咖啡因、酒精等利尿物质的饮料，会减少体内的有效水分，并增加尿液的排出，破坏正常的水分调节机制，导致组织液和血液浓度升高，进而影响身体生理功能。

4. 特殊人群

老年人、婴幼儿、孕妇等特殊人群由于身体结构和功能的需求，更容易出现脱水。这些群体需特别注意水分的摄入与监测，同时观察口渴、皮肤干燥、尿量减少、眼球凹陷等脱水症状，以确保及时采取补充措施。

健康加油站

小心这些脱水隐患

警惕过量摄入利尿成分，如咖啡因和酒精，它们可能促使体内水分快速排出，从而增加脱水风险。

遇到发热、呕吐或腹泻等症状时，应立即寻求医疗帮助，并按医嘱使用补液盐或口服补液溶液，维持水分和电解质平衡。

老年人、婴幼儿、孕妇等特殊群体，需根据个人状况和医生指导适当增加水分摄入，并密切关注脱水迹象，以便及时采取应对措施。

四、水也能中毒

水是生命之源，适量饮水对健康至关重要。然而，过犹不及，即便是生命必需的水，过量摄入也可能带来风险。水中毒，一个听起来有些不可思议的现象，实际上在特定条件下确实会发生。

听专家说

水中毒，虽然相对罕见，但其后果却不容小觑。水中毒主要发生在以下几种情况下：首先是过度饮水，使体内水分超出肾脏的处理能力；其次是肾功能异常，无法有效排出多余的水分；再次是心脏疾病患者，体内水分过多可能导致心脏负担加重；最后，某些药物的不良反应也可能引起水中毒。

1. 短时间一次性大量饮水

短时间一次性大量饮水可能导致水中毒，这是因为短时间内摄入大量水分，超出了肾脏的排泄能力（0.7~1.0L/h），从而导致体内水分积聚和血液被稀释。这种情况会降低血液中钠、钾等电解质的浓度，进而影响神经、肌肉和心脏的正常运作。在严重的情况下，水中毒甚至可能引发脑水肿、昏迷，乃至死亡。

2. 肾功能障碍

肾脏是人体排出多余水分和废物的重要器官，也可能成为体内排水的“短板”。一旦肾脏出现问题，排水能力下降，体内的水分就会滞留，这是水中毒的典型情况。如果肾脏受损或者患有慢性肾脏病、急性肾衰竭等疾病，其排泄功能会受影响，导致体内水分和电解质无法正常调节，从而容易引发水中毒。

3. 心脏病和肝硬化

心脏是人体循环系统的核心，肝脏则是身体的“化学工厂”。当患有心脏病或肝硬化等疾病时，这两个器官可能成为水中毒的助推器。心脏病会削弱心脏的泵血能力，导致体液淤积和水肿；肝硬化则妨碍肝脏的代谢和排毒功能，进一步增加水中毒的风险。

4. 药物不良反应

服药时不可掉以轻心，因为某些药物（如利尿剂和抗抑郁药等）可能会干扰肾脏的排水功能，导致体内水分积聚，进而诱发水中毒。

健康
加油站

适量饮水至关重要，过多或过少都不可取！

要定期进行肾功能检查，切勿等到问题出现才匆忙应对。早期发现肾脏问题，水中毒的风险自然会降低。

服药时切不可掉以轻心，必须严格按照医嘱控制用药剂量和频率。某些药物可能会对肾脏造成额外负担。

对于患有慢性疾病的朋友来说，随意增加饮水量是一大禁忌。

第二节 我国居民饮水与水合状态现状

一、脱水危机：中国居民的饮水量真的够吗

我国居民的饮水量是否充足？这是一个值得关注的问题。在此背景下，我们不禁要问：居民饮水不足的情况是否普遍？

听专家说

在我国的健康版图中，饮水不足如同一个隐形危机，波及各个年龄段的人群。无论儿童、青少年、成年人还是一些特殊需求群体，都面临着饮水不足和脱水的挑战。这一现象不仅反映出我国居民日常饮水的不足，也体现出大众对水分重要性的认知欠缺。

1. 儿童和青少年

一项有 5 868 名学龄儿童参加的横断面研究显示，60%~80% 的学龄儿童未能达到水适宜摄入量。另一项有 41 439 名 6~17 岁儿童参加的横断面研究表明，我国有 78%~83% 的儿童和青少年未达到水适宜摄入量。

2. 成年人

尽管成年人拥有较高的自主权和自我管理能力，但他们同样面临着饮水不足的问题。研究显示，我国 18~55 岁的成年人中，超过 70% 的人未能达到建议的水摄入量。

3. 特殊人群

孕妇和哺乳期妇女在特殊生理状态下，对水分的需求显著增加，然而，北京地区的调查数据显示，只有不到

1/3 的孕妇和哺乳期妇女达到了推荐的摄入量。此外，一项针对男性大学生运动员的研究显示，近 50% 的参与者存在饮水不足和脱水的问题。

健康加油站

儿童和青少年： 家长和教师应提醒孩子们及时补充水分，可以为他们准备一个便携式水瓶，并设定定时提醒，确保孩子每天摄入足量水分。

成年人： 建议成年人制订每日饮水计划，避免等到口渴时才饮水。

特殊人群： 孕妇和哺乳期妇女应特别注意增加饮水量。经常进行规律运动的人群，应根据运动强度和天气条件适时调整饮水量，以预防脱水。

二、追踪水滴：如何有效记录饮水量

水分对于我们的身体至关重要，它参与到每一个生命活动中。如何在繁忙的日常生活中确保摄入足够的水分？让我们一起探索一些实用的方法，让水分补充成为生活中简单而不容忽视的一部分。

听专家说

确保每日水分充足是维持健康的重要因素。在日常生活中，我们可以利用一些智能工具来帮助记录和监测饮水量。无论是带有刻度的水杯、能够自动记录的智能水瓶，还是专门设计的饮水应用程序，这些工具都能让我们更加方便地管理自己的饮水习惯。它们不仅能帮助我们量化水分摄入，还能通过定时提醒来确保我们不会忘记这一健康习惯。

1. 选择带有刻度的水杯

使用带有刻度标记的水杯，能直观地看到每次的饮水量，并帮助我们了解与每日饮水目标的差距，从而更好地达标。

2. 利用手机 App

手机应用程序是记录饮水量的另一种便捷方式。市面上有许多专门用于追踪水分摄入的应用程序（App），它们不仅能记录每天的饮水量，还能根据用户的体重和活动水平提供个性化的饮水建议。这些应用程序通常具备定时提醒功能，有助于养成定时饮水的习惯。

3. 巧用智能水瓶

智能水瓶是近年来的创新产品，通过连接手机应用程序，它们能自动记录饮水量并发送提醒。部分智能水瓶还配备了温度传感器，可显示水温。

健康加油站

创造一个支持性的饮水环境也很关键。邀请朋友和家人一起记录饮水量，既能增加乐趣，又能相互激励，共同实现健康目标。此外，利用社交媒体或应用程序的打卡功能记录饮水量，还能提升参与感和仪式感。

三、身体的语言：如何识别脱水信号

人体是一部复杂的机器，需要适量的水分来维持正常的生理功能。脱水不仅会导致疲劳感，还可能对健康造成严重影响。

听专家说

脱水状态会通过一系列身体信号悄然提醒我们。首先，饮水量是最直接的判断依据，但并非唯一参考。我们还需要注意以下几方面的变化：体重的波动，可能意味着水分的丢失；口渴感，是身体对水分需求的直接反应；尿液的颜色和排尿的频率，也能直观反映身体的水分状况。

1. 饮水量与脱水状态密切相关

回想一下，你今天是否喝了足够的水？在温和气候下，成年男性每天需要 1.7L 水，女性则需要 1.5L 水。如果你的饮水量远未达到这个标准，那么你很可能正面临脱水的风险。

2. 口渴程度是缺水的信号

如果你感到口干舌燥，这是身体发出的缺水信号。不要等到口渴难耐时才喝水，而应该定期补充水分，以维持身体的水平衡。

3. 正常尿液颜色是略带透明的黄色

如果你注意到尿液颜色比平时深，这可能是饮水量不足的迹象。正常尿液颜色应该是略带透明的黄色，颜色越深，表示体内水分不足的程度可能越严重。

4. 排尿频率和量与水分摄入量密切相关

健康成年人每天通常排尿 4~8 次，每次约 300mL。排尿频率和量的减少，可能是身体提示你需要增加水分摄入的信号。

5. 体重变化可以反映水合状态

运动后，你站在体重秤上，若发现体重明显下降，这可能是身体失水的信号。因为成年人的总水量大约占体重的 60%，当失水量达到体重的 2% 时，就可以判断为轻度脱水。

健康加油站

皮肤干燥、口干舌燥等表现，同样是身体发出的脱水信号。掌握这些简单的自我监测方法，能帮助我们及时识别脱水状态，进而采取恰当的补水措施。

第三节 饮水、水合状态与健康的关联

一、你的脑子真的“进够水”了吗

在快节奏的生活中，我们常常追求效率与成就，却可能忽略了一些基本的生活细节。你有没有过这样的经历：当你正全神贯注于一项任务时，突然感觉大脑像是陷入了泥潭，思考变得缓慢，注意力也无法集中。这不仅仅是因为疲劳，很可能是你的身体正在向你发出一个信号——缺水。

听 专家说

机体脱水会导致认知能力下降。水分对大脑的作用远不止简单的“润滑”，它直接参与神经信号的传递和脑细胞的能量代谢过程。当身体缺水时，血液的携氧能力下降，导致大脑接收到的氧气和营养物质减少，进而影响我们的注意力、记忆力和决策能力。

1. 脱水与认知能力下降的关系

一项研究发现，成年男性大学生在限制饮水 36 小时后，会出现脱水现象，其精力、情绪以及短时记忆力和注意力也随之受到影响。但是补充水分，可以改善水合状态，减轻疲劳，并提升记忆力、注意力和反应速度。此外，一项针对 1 957 名超重 / 肥胖成年人的研究也表明，脱水状态与认知功能下降密切相关。

2. 补充水分有助于提高认知能力

在一项针对 10 岁左右学生的研究中，研究人员让一部分学生补充足够的水分，而另一部分学生保持原有的饮水习惯。结果发现，那些补充了足够水分的学生在数字记忆能力上表现更佳。

3. 脱水导致认知能力下降的机制

目前，关于脱水如何影响认知功能的机制尚未完全明确。一些研究提出了可能的机制，如水分丢失可能导致大脑血流量减少，进而影响大脑功能；水分不足可能干扰神经递质的平衡，影响信息传递过程。此外，脱水时激素（如抗利尿激素）水平发生变化，也可能会影响认知功能。

健康加油站

定时补充水分：设置饮水提醒，确保在不同时间段都能摄入足量水分，助力大脑维持清醒状态。

警惕脱水状态：特别是在高温天气或进行剧烈运动时，需增加饮水量，避免脱水对认知能力造成不良影响。

二、脱水陷阱：体能下降，是谁在作怪

在忙碌的日常生活中，我们或许会遇到这样的困惑：为何有时明明休息充足，却在运动时感到力不从心？这背后的“元凶”可能就是脱水。让我们一起揭开这个“脱水陷阱”的面纱，看看它是如何悄无声息地影响我们体能的。

听专家说

水平衡对于维持体能至关重要。脱水状态会对身体产生一系列负面影响，包括显著降低耐力、削弱有氧运动能力，以及降低肌肉的工作效率。水分不仅是身体的基本构成元素，更是参与能量代谢、体温调节和神经传导的关键介质。因此，哪怕是轻微脱水，也会对体能产生不利影响。

1. 脱水会降低耐力

脱水容易导致机体耐力下降。由于身体水分不足，血液会变得更加浓缩，这会降低血液向肌肉输送氧气和营养物质的效率，进而影响运动能力。此外，脱水还会影响机体的热调节功能，增加运动时的疲劳感，从而影响持续运动的能力。

2. 脱水影响有氧运动的表现

脱水对有氧运动表现也有一定的影响。研究表明，脱水会降低人体最大耗氧量，这可能是因为脱水导致血容量减少，心输出量降低，使氧气运输到组织的速度减缓，从而影响运动的持久性和效率。

3. 补充水分可提升运动能力

适当地补充水分有助于提升运动表现。研究表明，在运动过程中补充水分能够延长高强度耐力循环运动的持续时间。补充水分有助于促进体内的血液循环和氧气输送，进而增强运动能力和耐力。

健康加油站

饮水的时机：在运动前、中、后，都需要保持充足的水分摄入，以确保身体处于良好的水合状态。

多元化补水方式：除了纯水，还可以选择含有电解质的饮品来补充水分和矿物质，以更好地维持身体电解质平衡。

分次补水：补水需要分次进行，每次补水量不宜过多，以 200~300mL 为宜。

三、水润心田：水合状态真的能影响心脑血管健康吗

心脏，就像一台不知疲倦的泵，日复一日地为我们输送生命的血液。然而，你是否曾想过，看似简单的饮水行为，竟然会对这个强健的器官产生不小的影响？

听专家说

多项研究表明，适量饮水可能有助于降低高血压、冠心病以及脑卒中的风险。这一潜在益处可能是因为适量饮水能够有效降低血液黏滞度、促进血液循环，进而显著减轻心脏负担。

1. 水合状态与高血压

Campos 等人进行了一项横断面研究，发现血压与慢性肾脏病患者的过水合状态呈正相关，提示过量饮水可能会增加高血压的患病风险。

2. 水合状态与冠心病

Chan 等人的前瞻性队列研究以及 Marghalani 等人的研究，分别分析了水摄入量与冠心病之间的关联。结果表明，与每日饮水量较少（每日 2 杯或更少）的人群相比，饮水量较多（每日 5 杯或更多）的人群患冠心病的风险显著降低。此外，每日饮水频次较高的人群，死于冠心病的风险也更低。

3. 水合状态与脑卒中

Sabine 和 Panagiotakos 的研究团队，对前瞻性队列和病例对照研究进行分析后，揭示了饮水量与脑卒中风险的关联。研究发现，增加饮水量可以降低患缺血性脑卒中的风险。具体来说，每增加一杯水的摄入，风险会降低 15%。此外，与每天饮水量少于 5 杯的人群相比，每天饮水量超过 5 杯的人群，患缺血性脑卒中的风险降低了 57%。

健康加油站

特殊人群需要监测液体摄入：对于心血管疾病和肾脏疾病患者等特殊人群，过量的液体摄入可能加重心脏和肾脏的负担。因此，建议这类人群定期记录和监测液体摄入量，确保维持在正常范围内。

选择健康饮品：推荐饮用白水或淡茶水，少喝或不喝含糖饮料，避免用饮料代替白水。过多饮用高糖饮料对心血管健康不利。

四、水分如何帮助你摆脱便秘的枷锁

便秘，这一常见的肠道问题，似乎是通往健康生活道路上的一道障碍。然而，很多人可能没有意识到，解决便秘简单而有效的方法，就藏在日常生活中——那就是补充水分。那么，水分究竟是如何帮助我们摆脱便秘枷锁的呢？

听专家说

肠道的顺畅蠕动和粪便的软化，都离不开充足的水分供给。多项研究指出，水分不足是便秘形成的一个重要原因。因此，增加日常水分摄入，不仅能够预防便秘发生，还能有效缓解已有的便秘症状，助力肠道恢复自然的蠕动节律。

1. 肠道的水分平衡

肠道就像一条河流，需要足够的水流才能保持顺畅运行。身体缺水时，肠道会吸收更多水分，导致粪便变得干燥，难以排出，从而增加便秘的风险。一项涵盖 12 篇研究文献的综述表明，较低的水分摄入量与便秘的发生风险密切相关。

2. 水分的润滑作用

水不仅是生命之源，更是肠道的润滑剂。充足的水分可以使粪便变得柔软，如同润滑剂一样，使粪便更容易在肠道中滑动，从而降低便秘的发生风险。

3. 膳食纤维与水分搭配

一项随机对照研究显示，每天摄入 25g 膳食纤维，可以增加慢性功能性便秘患者的排便次数。如果每天液体摄入量达到 1.5~2L，改善效果会更加显著。

健康加油站

饮水的时机与方法：何时喝水对预防便秘最有效？早晨起床后、餐前和餐后适量饮水，有助于刺激肠道蠕动，促进排便。

运动促进肠道健康：适量运动能促进肠道蠕动，配合足够的水分摄入，对防治便秘会有更好的效果。

五、饮水利减肥，真有其事

在现代社会，肥胖已成为全球性的健康负担，对成年人和儿童的健康造成深远影响。肥胖的成因众多，其中不良饮食习惯是关键因素之一。近年来，越来越多的研究聚焦于饮水量和饮水种类对糖尿病风险的影响。

听专家说

在应对肥胖这一全球性健康挑战的过程中，良好的饮水习惯扮演着至关重要的角色。研究表明，频繁摄入含糖饮料已被证实与肥胖风险升高密切相关。相反，养成健康的饮水习惯，如选择无糖的水分来源，能帮助超重人群减轻体重或维持健康体重，降低肥胖发病风险。

1. 含糖饮料与肥胖呈正相关

多项研究表明，经常饮用含糖饮料与肥胖存在正相关关系。一项涵盖超过3万名儿童的荟萃分析（meta分析）发现，儿童每天多摄入一份含糖饮料，1年内体质指数可能增加0.03kg/m^2，而成年人若长期摄入含糖饮料，4年内体重可能增加2.01kg。

2. 减少含糖饮料摄入可助力减肥

减少含糖饮料摄入是减肥的有效策略。一项荟萃分析指出，减少含糖饮料摄入，可以使儿童的体质指数降低0.17kg/m^2。这一发现强调了针对性减少含糖饮料摄入，对于控制体重具有明显益处。

健康加油站

选择健康的饮品：优先选择白开水和淡茶水，尽量减少含糖饮料的摄入。

警惕“无糖”饮品陷阱：部分标注“无糖”的饮品，实则可能含有人工甜味剂。这些人工甜味剂可能对肠道健康产生负面影响。研究表明，长期摄入人工甜味剂可能会扰乱肠道菌群平衡，进而影响新陈代谢和体重。

养成阅读标签的习惯：仔细查看饮料的配料标签，明确其中的糖分含量，避免那些“隐藏”的糖。

六、一饮一吁：哮喘与水有关系吗

哮喘是一种影响全球数百万人的慢性呼吸道疾病，其成因复杂，涉及遗传、环境污染、变应原等多种因素。近年来，越来越多的研究开始探讨日常生活中的习惯（包括饮水行为）与哮喘之间可能存在的联系。

听专家说

在哮喘这一慢性呼吸道疾病的管理中，水分所起的作用或许比我们想象的要为重要。科学研究表明，水分摄入不足可能是哮喘发作的隐蔽诱因。这一发现提示，对于哮喘患者而言，保持适量的水分摄入十分重要。

1. 脱水与哮喘的关联

研究表明，在儿童急性哮喘发作期间，轻度脱水是一个常见现象。虽然这些儿童的血液电解质浓度通常在正常范围内，但其脱水程度与血液酸碱度的变化密切相关，而这种轻度脱水可能会影响哮喘的发作及患者的康复进程。

2. 水合状态与哮喘的关联

一项针对青少年哮喘患者的研究发现，充足的水分摄入有助于减轻哮喘患者的咳嗽症状。哮喘患者的咳嗽发作率和持续时间与其尿液渗透压成正比。研究还指出，处于稳定期的哮喘患者在脱水状态下，痰液的固体百分比会明显升高，这与气道湿润度降低以及中性粒细胞炎症反应增强密切相关，表明脱水可能通过降低气道湿润度而加剧哮喘症状。

3. 脱水与运动性哮喘

一些研究指出，脱水可能会加剧运动性哮喘。运动导致的脱水会影响心血管系统功能，降低气道表面湿润度，从而加剧支气管收缩。因此，对于运动性哮喘患者，维持充足的水分摄入至关重要。

健康 加油站

哮喘患者健康饮水与护理要点

保持充足的水分摄入量：尽管饮水与哮喘的关联还需要更多科学研究证实，但适量的水分摄入，对于维护呼吸道健康和缓解哮喘症状有一定益处。

运动前后补充水分：对于运动性哮喘患者，运动前、中、后的水分补充尤为重要。运动前饮水可以预防因运动而加剧的脱水状况；运动中适当补水有助于维持体液平衡；而运动后补充水分则有助于身体快速恢复。

使用加湿器维持室内湿度：在干燥季节或环境中，低湿度空气可能加剧哮喘症状。使用加湿器可以提高室内空气湿度，减少干燥对哮喘患者的不利影响。适宜的室内湿度范围通常为 40%~60%。

七、水合状态与肝脏健康的关系

肝脏是人体最大的内脏器官之一，承担着代谢调节、解毒、蛋白质合成等多种维持生命的关键功能。因此，维护肝脏健康对于人体整体健康至关重要。那么，饮水不足是否会对肝脏健康产生影响？

听专家说

肝脏的正常功能与充足的水分摄入密切相关。水分对肝脏的血液供应、代谢及排毒功能均有积极作用。当水分摄入不足时，血液黏滞度增加，可能影响肝脏的血液流动，进而影响肝脏的正常运作。因此，保持适量水分摄入，是维护肝脏正常功能的关键。

1. 水分对肝脏健康的重要性

过滤血液、清除有害物质是肝脏的主要功能之一。这一过程需要大量的水分来帮助稀释毒素，使其通过尿液或粪便排出体外。水分摄入不足不仅会导致这些有害物质在体内积聚，增加肝脏的解毒负担，而且长期下来还可能对肝脏造成损伤。

2. 水合状态与肝脏疾病的关联

研究表明，适当的水分摄入与较低的慢性肝病风险相关。脱水状态下，肝脏需要更加努力地工作以处理体内的毒素，这可能会导致肝细胞损伤。此外，水分不足还可能影响肝脏分泌胆汁的能力（胆汁是帮助消化脂肪及一些维生素的重要物质），长期缺水甚至可能促进胆道系统结石形成。研究还发现，水分不足可能与脂肪性肝病（脂肪肝）的发展有关，充足的水分能减轻肝脏在脂肪代谢中的负担。

健康加油站

肝脏健康养护要点

控制饮酒：饮酒对肝脏健康有着直接的影响。过量饮酒会增加肝脏受损风险，导致脂肪肝、肝硬化等问题。建议尽量避免饮酒。

多食用水果和蔬菜：水果和蔬菜富含水分，同时含有丰富的维生素、矿物质和抗氧化剂，有助于保持良好的水合状态，促进肝脏健康。

避免过度饮用含糖饮料：过多摄入含糖饮料会增加肝脏脂肪堆积的风险，可能导致脂肪肝及其他肝脏问题。日常应尽量选择无糖或低糖饮品。

适量饮水，考虑个体差异：心脏病或肾脏疾病患者，可能需要控制日常的水分摄入量。过量饮水可能会对这些疾病的患者造成额外负担，因此，这类人群应遵循医护人员的专业建议。

八、隐藏在水杯中的心理健康秘密

在追求健康和幸福的当下，我们经常探讨饮食、运动乃至睡眠对情绪的影响，却往往忽略了一个基本但重要的营养素——水。接下来，一起来看看水合状态会对情绪产生什么样的影响吧！

听专家说

科学研究正逐步揭示，水合状态与情绪之间存在关联。适量的水分摄入不仅对身体健康至关重要，也对情绪和心理健康产生积极作用。保持良好的水合状态，有助于维持大脑功能，并通过促进情绪调节和认知功能的改善，对心理健康产生积极影响。

1. 水合状态与情绪的关系

身体的水合状态会影响大脑功能，包括情绪调节、注意力以及记忆力等。哪怕是轻度脱水也有可能会对情绪产生不良影响。研究表明，水分摄入不足与焦虑、抑郁以及心情烦躁存在一定关联。而足量饮水可以帮助减缓压力，改善情绪状态，进而提升个人的日常表现与社交能力。

2. 脱水对情绪的负面影响

情绪波动：脱水会导致全脑容量减少，皮质醇（一种压力激素）分泌过多，进而引发情绪波动和压力增加。补充水分后，整个大脑的体积会增加，而脑室的体积和皮质厚度会减少，认知能力与情绪也会随之改善。

认知功能下降：水分不足会影响大脑的认知功能，如注意力、记忆力和决策能力，从而间接影响情绪状态。

疲劳感增加：轻度脱水就足以引起疲劳感，降低身体活动水平，进而影响情绪和积极性。

健康加油站

补水调节情绪的实用方法

定时饮水：定时喝一杯水，是调整情绪简单而有效的方式。不要等到口渴才喝水，适当的水分摄入对情绪的积极影响不可小觑。

优化饮水体验：在水中添加薄荷、柠檬或黄瓜片等天然风味，可以让饮水变得更加愉悦，进而提高日常水分摄入量。

增加高含水量食物摄入：食用水果和蔬菜等高水分食物，也是补充水分的好方法。如西瓜、黄瓜和草莓等含水量高的食物，能够帮助改善身体的水合状态。

九、你喝多了吗？揭秘过量饮水的健康陷阱

虽然“多喝水有益健康”是我们经常听到的建议，但过量饮水的风险——水中毒，同样不容忽视。水中毒，是指体内水分摄入过多，稀释了血液中的钠离子，导致电解质失衡而发生的状况。水中毒可能引发一系列危及身体的不良状况。

听专家说

过量饮水可能引起急性水中毒。当人体水摄入量超出肾脏的排泄能力时（0.7~1.0L/h），导致体内水分过度蓄积，进而引发一系列危险状况。虽然水是生命之源，但过量饮水同样需要谨慎对待，以避免潜在的健康风险。

1. 水中毒的发生机制

水中毒通常发生在人体对水的排泄能力受损的情况下。正常情况下，肾脏、汗腺等器官可以有效排出多余的水分，但在某些疾病状态下，如肾脏、肝脏疾病及心力衰竭等，人体的水排泄功能可能会受到影响，进而增加水中毒的发生概率。

2. 水中毒的表现

急性水中毒会使体内血浆钠离子浓度降低，血液被稀释，细胞内外液的容量增加，从而引发低钠血症。症状较轻时可能出现头痛、恶心、呕吐、记忆力减退等表现，严重时则可能发展为精神萎靡、昏迷、惊厥，甚至危及生命。

3. 个体差异与水需要量

每个人对水的需求不同，这受个体差异和环境等多种因素影响。目前尚无足够证据支持设定水的最大摄入量（UL 值），因此需根据自身情况酌情调整饮水量。

健康加油站

避免快速大量饮水：短时间内大量饮水是导致水中毒的常见原因，应将水分摄入均匀分配在一天中，而非一次性大量饮用。

运动时合理补水：参与高强度或长时间运动时，应合理补充水分，避免过量饮水。必要时，可以选择含电解质的运动饮料来补充水分和盐分。

注意病情影响：某些健康状况或药物可能影响体内水分和电解质平衡。在这些情况下，应遵循医生的建议调整水分摄入。

（张 娜 宋咏烨）

第五章

不同类型的饮用水与健康

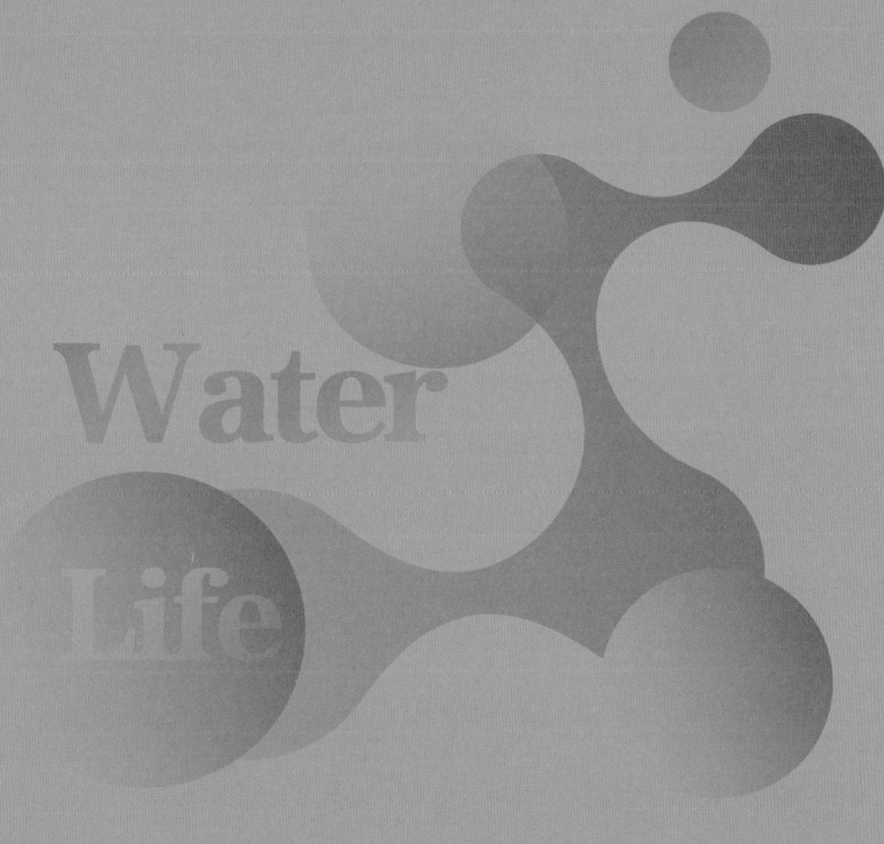

第一节 不同类型水的划分标准

一、饮用水类型划分有哪些权威标准

水是生命之源，其质量与类型直接关系到我们的健康与生活品质。然而，近些年，市场上的“水”琳琅满目，不同类型的饮用水是如何划分的？我们将在本节探讨水类型的划分标准，帮助大家合理选择安全、健康的饮用水。

听专家说

饮用水类型的划分主要依据《生活饮用水卫生标准》（GB 5749—2022）、《食品安全国家标准　饮用天然矿泉水》（GB 8537—2018）、《饮料通则》（GB/T 10789—2015）等权威标准。

1. 生活饮用水的分类

可以参考《生活饮用水卫生标准》（GB 5749—2022）。该标准规定了生活饮用水的水质要求，也提出了集中式供水、小型集中式供水、分散式供水、出厂水、末梢水等相关定义。

2. 饮用天然矿泉水的分类

可以参考《食品安全国家标准　饮用天然矿泉水》（GB 8537—2018）。该标准将饮用天然矿泉水分为含气天然矿泉水、充气天然矿泉水、无气天然矿泉水和脱气天然矿泉水四种类型，同时详细规定了矿泉水的定义、分类、技术要求、检验方法及标签等相关内容。

3. 饮料的分类

可以参考《饮料通则》（GB/T 10789—2015）。该标准规定了饮料的术语和定义、分类、命名、技术要求、标签、声称、运输、贮存和瓶装饮用水消费者识别要求。其分类包括包装饮用水、包装果蔬汁类及其饮料、包装蛋白饮料、包装碳酸饮料（汽水）、包装特殊用途饮料、包装风味饮料、包装茶（类）饮料、包装咖啡（类）饮料、包装植物饮料、包装固体饮料、特殊用途固体饮料、其他固体饮料等。

健康 加油站

不同类型的饮用水有其特定的水质指标和适用范围。在选择饮用水时，我们可以根据自身的需求与健康状况，选择适合的类型。

二、包装饮用水的种类及区别

市面上销售的包装饮用水种类繁多，常见的有天然矿泉水、纯净水、天然水等。它们有什么区别？又该如何选择？

听专家说

包装饮用水包括饮用天然矿泉水、饮用纯净水及其他类饮用水三大类，主要在水源与处理方式上存在差别。从水源来看，天然矿泉水、天然泉水与天然水都来自天然水源，而纯净水来源于地表、地下或公共供水系统。从处理方式来看，纯净水的过滤精度更高，在去除水中有害物质的同时，也会过滤掉矿物质；天然矿泉水则注重保留原有的矿物质和微量元素。

1. 包装饮用水的定义

依据国家标准《饮料通则》

(GB/T 10789—2015)，包装饮用水是指以地表、地下或公共供水系统的水为直接水源，经加工制成的密封于容器中可直接饮用的水。

2. 包装饮用水的分类

可以参考《食品安全国家标准　包装饮用水》(GB 19298—2014)。标准根据水的来源、加工方式等特点，将包装饮用水分为饮用天然矿泉水、饮用纯净水和其他类饮用水三大类。

饮用天然矿泉水：从地下深处自然涌出或经钻井采集的，含有一定量矿物质、微量元素或其他成分，且在一定区域未受污染并采取预防措施避免污染的水。

饮用纯净水：以地表、地下或公共供水系统的水为水源，经适当的水净化加工方法制成的制品。

其他类饮用水：包括饮用天然泉水、饮用天然水和其他饮用水等。饮用天然泉水来自地下自然涌出的泉水或钻井采集的地下泉水；饮用天然水来自水井、山泉、水库、湖泊或高山冰泉。

健康加油站

纯净水和天然水的生产工艺虽有不同，但成品的安全标准并无本质差异。我们应根据自己的需求、口味和预算来挑选适合的产品。同时，也要注意查看产品的水源、生产日期、保质期等信息，确保购买到安全、健康、优质的饮用水。

三、含糖饮料包括哪些

随着含糖饮料市场的不断扩张，各种类型的产品层出不穷，让人眼花缭乱。那么，到底什么是含糖饮料？有哪些类型？

听专家说

含糖饮料的含糖量在5%以上，营养成分比较单一，长期喝含糖饮料会增加龋齿、2型糖尿病和肥胖的风险。

1. 含糖饮料的定义

含糖饮料是指在制作饮料的过程中人工添加糖，且含糖量在5%以上的饮料。目前我国饮料市场中超过半数的饮料都是含糖饮料。含糖饮料的营养成分比较单一，主要是水和碳水化合物，蛋白质、维生素、矿物质含量较低，而添加糖含量较高。

2. 含糖饮料的分类

依据国家标准《饮料通则》（GB/T 10789—2015）中对饮料的分类，饮料包括果蔬汁及其饮料、蛋白饮料、碳酸饮料（汽水）、特殊用途饮料、风味饮料、茶（类）饮料、咖啡（类）饮料、植物饮料、固体饮料及其他类饮料。

常见的含糖饮料包括汽水、果汁、运动饮料、能量及维生素饮料、加糖的咖啡和茶等。

3. 长期喝含糖饮料对身体的危害

龋齿：饮用含糖饮料后如果没有及时刷牙或漱口，口腔里的细菌会使残留的糖发酵，形成牙菌斑，进而发展为龋齿。此外，碳酸饮料本身具有一定的酸性，长期饮用会酸蚀牙齿，进一步增加龋齿的发病风险。

2型糖尿病：多项研究表明，喝含糖饮料越多、越频繁的人，患2型糖尿病的风险越高，即使排除能量摄入、体重及其他膳食相关因素的影响，这种关联依然存在。

肥胖：含糖饮料的能量较高，饮用后会导致能量摄入超标，增加肥胖的风险。许多饮料因其风味独特，能够刺激食欲，容易增加其他食物的摄入量，导致肥胖的发生。

健康 加油站

不喜欢喝没味道的水怎么办

可以在水中加入 1~2 片新鲜柠檬片、3~4 片薄荷叶等，增加水的色彩和味道，也可以自制一些传统饮品，如绿豆汤、酸梅汤等，注意不要添加糖。

四、什么是无糖饮料？什么是低糖饮料

“无糖饮料”真的能“随便喝”“无负担”“更健康”吗？今天就带大家了解无糖饮料、低糖饮料的相关知识。

听专家说

国家卫生健康委员会发布的《食品安全国家标准　预包装食品标签通则》（GB 7718—2025）中规定，食品或饮品中，果糖、葡萄糖、蔗糖、麦芽糖、乳糖的含量之和≤0.5g/100g（固体）或≤0.5g/100mL（液体），即可标注为“无或不含糖”；如果含量≤5g/100g（固体）或≤5g/100mL（液体），则可标注为“低糖”。

1. 无糖饮料也含糖

大部分所谓的“无糖饮料”，只是在制作过程中没有额外添加糖，却忽略了原料本身含有的糖分。因此，无糖饮料只是不加糖，不是真的“无糖”；即便达到无糖的标注要求，也并非完全不含糖。

2. 低糖或无糖饮料口感甜美，是因为含有“代糖”

低糖饮料或无糖饮料之所以口感甜美，是因为添加了甜味剂（大家熟悉的“代糖”）。甜味剂包括天然甜味剂和人工合成甜味剂。天然甜味剂

包括果糖、赤藓糖醇等，属于营养性甜味剂。人工合成甜味剂以阿斯巴甜为代表，属于非营养性甜味剂。甜味剂最大的特点就是很甜，只需少量添加就能达到甜味效果，所以能量相对低。由于能量低＋甜，所以现在很多饮料都会添加甜味剂。

3. 尽量不要长期喝无糖饮料

目前关于甜味剂对身体的危害，还存在一些争议。我们为大家提供以下建议：第一，适度饮用是没有问题的。无论人工合成或天然的甜味剂，只要严格按照国家规定的食用范围和用量使用，不存在安全问题。第二，长期食用含甜味剂的食物，可能会降低人对甜味的敏感度，所以无糖饮料也不能当成白开水来喝。第三，苯丙酮尿症患者不适合食用/饮用含有阿斯巴甜的食物、饮品。由于阿斯巴甜在体内分解产生苯丙氨酸，所以不建议苯丙酮尿症患者食用。

健康 加油站

“无蔗糖”饮料≠“无糖”饮料

部分饮料外包装标注“无蔗糖”，仅代表不额外添加蔗糖，如白糖、红糖等，但可能含有葡萄糖、果糖、乳糖、代糖等其他糖类。

五、鲜榨果汁和果蔬汁及果蔬饮料是一类吗

人们普遍认为，“鲜榨果汁”能够完整地保留水果中的营养成分，如维生素、矿物质和抗氧化物质等。于是很多朋友会买来榨汁机，喝鲜榨果汁，认为这是最健康、最天然、最好的。但实际上，鲜榨果汁真的能保留新鲜水果的全部营养成分吗？

听专家说

鲜榨果汁、果蔬汁与果蔬饮料并非同一类饮品。详细来说，新鲜水果≠鲜榨果汁≠原榨果汁≠果蔬饮料。对于水果和果汁，从营养价值来看，排序依次为：水果>原榨果汁>浓缩果汁>果汁饮料。

1. “鲜榨果汁”≠“新鲜水果”

果汁是水果经压榨去渣制成的，加工过程中会使维生素C、膳食纤维等营养成分产生一定量的损失。与吃完整的水果相比，喝果汁没有任何营养上的优势，鲜榨果汁不能代替水果。

2. “果汁饮料”≠“鲜榨果汁”

果汁饮料是在果汁或浓缩果汁的基础上添加了水、白砂糖和食品添加剂等配制而成的。这种饮料的果汁含量远低于100%果汁，仅稍高于10%，但糖分相对较高，口感也更多样化。

3. “100%果汁”≠“原榨果汁”

100%果汁是指除水果中原本含有的物质之外，没有其他添加成分，包括非浓缩还原果汁和浓缩还原果汁两种。

非浓缩还原果汁：就是大家经常见到的NFC（not from concentrate）果汁。以新鲜水果为原料，清洗后压榨出果汁，经瞬间杀菌后，直接罐装。

浓缩还原果汁：是指先从果汁中除去一定比例的水分，将它变为浓缩果汁（便于储存运输），之后再添加适量水分，将它还原成与原果汁比例相同的饮品。与原榨果汁相比，这种复原果汁便于保存和运输、成本更低且保质期更长。不过，其中的部分活性成分被破坏，风味也发生了明显变化。

健康加油站

NFC是一种加工工艺。NFC果蔬汁未经浓缩和复原工序，且采用巴氏杀菌或超高压等杀菌方式进行处理，能减少甚至避免过强的热处理对产品营养和品质造成的影响，更接近新鲜原料的特征。但是由于该生产工艺不能彻底杀灭微生物芽孢，NFC 果汁需要全程冷链储藏运输，且保质期较短，价格也更高。

六、蛋白饮料都有哪些？你真的了解吗

近年来，蛋白饮料逐渐走进大众视野，并受到不少消费者青睐。但真正了解这类饮品的消费者其实并不多，到底什么是蛋白饮料呢？

听专家说

国家标准《饮料通则》（GB/T 10789—2015）中表明，蛋白饮料是指以乳或乳制品，或其他动物来源的可食用蛋白，或含有一定蛋白质的植物果实、种子或种仁等为原料，添加或不添加其他食品原辅料和/或食品添加剂，经加工或发酵制成的液体饮料。

1. 蛋白饮料的分类

蛋白饮料主要包括含乳饮料、植物蛋白饮料、复合蛋白饮料及其他蛋白饮料等。

含乳饮料：是以乳或乳制品为原料，添加或不添加其他食品原辅料和/或食品添加剂，经加工或发酵制成的制品，如配制型含乳饮料、发酵型含乳饮料、乳酸菌饮料等。

植物蛋白饮料：是以含有一定蛋白质的植物果实、种子或种仁为原料，经加工或发酵制成的制品，如豆奶、豆浆、椰汁等。

复合蛋白饮料：原料既包括乳或乳制品，也包括含有一定蛋白质的植物果实、种子或种仁等。

2. 蛋白饮料的营养价值特点

蛋白饮料尽管看上去似乎蛋白质含量不低，但实际上蛋白质的含量并不高。以核桃露、杏仁露、椰汁为例，其蛋白质含量为 0.6g/100mL 左右。根据《中国居民膳食营养素参考摄入量（2023 版）》推荐，成年人每日要摄入 55~65g 蛋白质。若饮用一瓶 300mL 的此类蛋白饮料，摄入的蛋白质不足 2g，可见其营养价值有限。

健康
加油站

日常能通过饮用蛋白饮料来补充蛋白质吗

答案是否定的。一方面，蛋白饮料中蛋白质含量较低，不能满足每日的蛋白质摄入需求；另一方面，植物蛋白饮料中添加的糖分会增加龋齿、2 型糖尿病和肥胖的发生风险。因此，并不推荐日常通过饮用蛋白饮料来补充蛋白质。

七、乳饮料是乳制品吗

许多人在超市的货架上看到“乳饮料”的标签时，会自然地将其与乳制品等同起来。虽然乳饮料的形态、包装与液态奶相似，但两者在加工过程和营养成分上都有很大区别。乳饮料究竟是不是乳制品呢？

听 专家说

乳饮料是一种饮料，主要分为配制型含乳饮料、发酵型含乳饮料和乳酸菌饮料，乳饮料并非乳制品。乳饮料的营养成分含量远不如乳制品。

1. 乳饮料的定义

乳饮料也称为“含乳饮料”，根据国家标准《含乳饮料》（GB/T 21732—2008）规定，含乳饮料是以乳或者乳制品为原料，加入水及适量辅料，经配制或发酵制成的饮料制品。配制型含乳饮料是以乳或乳制品为原料，加入水、白砂糖、甜味剂、酸味剂、果汁、茶、咖啡、植物提取液等中的一种或几种调制而成的饮料。

2. 乳饮料不属于乳制品

乳饮料的本质是饮料，而非乳类，不属于乳制品。大部分乳饮料的配料表中，排在第一位的是水，还有乳粉、白砂糖等，以及多种添加剂。乳制品的主要原料是牛乳或羊乳及其加工制品，主要包括液态乳、乳粉、炼乳、干酪及其他乳制品。因此，乳饮料的营养成分含量远不及乳制品。

3. 乳饮料和乳制品的营养价值不同

乳制品富含蛋白质，主要包括酪蛋白、乳清蛋白及乳球蛋白等；乳制品也富含钙，钙是骨骼生长的重要元素，同时也影响着牙齿健康。

即便乳饮料要求乳或乳制品含量不低于 30%，但其配料表第一位基本是水，因此营养价值比不上乳制品。

健康 加油站

乳酸菌饮料知多少

乳酸菌饮料属于乳饮料！乳酸菌饮料是以乳或乳制品为原料，在乳酸菌发酵制得的乳液中加入水，以及白砂糖、甜味剂、酸味剂、果汁、植物提取液等调制而成。与酸奶相比，乳酸菌饮料侧重于提供活性乳酸菌，乳的含量较低，配料表中最主要的成分是水。因此，乳酸菌饮料的营养价值不及酸奶。

八、特殊用途饮料有哪些？适合哪些人

除了常见的饮用水、果汁和碳酸饮料，还有一些特殊用途的饮料，它们针对特定人群或特定需求而设计。那么，究竟有哪些特殊用途的饮料？它们又分别适合哪些人群饮用？

听 专家说

根据国家标准《饮料通则》（GB/T 10789—2015）规定，特殊用途饮料是指加入具有特定成分、适应所有或某些人群需要的液体饮料，包括运动饮料、营养素饮料、能量饮料、电解质饮料及其他特殊用途饮料。

1. 运动饮料

运动饮料一般富含蛋白质、多肽和氨基酸，能够有针对性地补充运动时流失的营养，能够帮助保持或提高运动能力，并在运动后快速补充体能。运动饮料适合运动员、健身爱好者以及经常参与体力活动的人群。

2. 营养素饮料

营养素饮料添加了适量的食品营养强化剂，以补充机体所需营养，一般含有氨基酸、蛋白质、维生素等营养成分，具有抗疲劳、提精神的作用。营养素饮料中的营养成分也可通过食物获得，功能性饮料并非营养补充的最佳来源，因此饮食正常的人不需要通过喝饮料来补充营养。

3. 能量饮料

能量饮料含有一定能量，并添加了适量营养成分或其他特定成分，能为机体补充能量，或加速能量释放和吸收。能量饮料中的咖啡因和牛磺酸等成分可以刺激中枢神经系统，让大脑更活跃，注意力更集中，因此适合需要长时间保持高度集中状态的人群，如司机、学生、上班族等。然而，需要注意的是，过量饮用能量饮料可能导致失眠、心悸等不良反应，因此应适量饮用。

4. 电解质饮料

电解质饮料添加了机体所需矿物质（钠、钾、镁等）及其他营养成分，能为人体补充新陈代谢消耗的电解质和水分，具有缓解脱水症状、抗疲劳、预防肌肉痉挛等作用，适合长时间、高强度运动的人群，以及高温环境下作业或生活的人群。

5. 其他特殊用途饮料

除了上述主要的几种功能性饮料外，还有添加膳食纤维、寡糖、益生菌和微量元素等的功能性饮料，可以根据自身健康状况与需求进行选择。

健康加油站

一般来说，功能性饮料都含有一定量的糖，长期过量饮用会造成能量摄入超标。功能性饮料不能代替水（口渴时仍需饮用白开水），也不能作为补充营养的最佳选择，通过饮食补充营养才是更合适的方式。

另外，尽量不要在晚上饮用功能性饮料，以免影响睡眠。

九、自泡茶和茶饮料是一回事吗

我国具有品茗的文化传统，沏茶更是接待宾朋的重要礼仪之一。然而，在日常生活中，尤其是在外出时，泡茶并不是那么方便。因此，不少爱喝茶的人开始将目光转向茶饮料，将其作为便捷的选择。但茶饮料和自泡茶是一回事吗？

听专家说

自泡茶和茶饮料并非一回事，茶饮料含有一定的添加糖，建议尽量少喝。

根据国家标准《茶饮料》（GB/T 21733—2008），茶饮料是指以茶叶的水提取液或其浓缩液、茶粉等为原料经加工制成的，保持原茶汁应有风味的液体饮料，可添加少量的食糖或甜味剂。

自泡茶和茶饮料有以下几方面的区别。

1. 制作方式

自泡茶是将茶叶用热水冲泡来提取其味道和营养成分，通常不需要添加其他成分。而茶饮料则是经过工业化生产流程制成的，包括茶叶提取、过滤、调配等多个环节，并可能添加糖分和食品添加剂。

2. 成分与营养

自泡茶中主要包含茶多酚、咖啡因、氨基酸等茶叶天然成分，具有较高的营养价值。而茶饮料中添加了其他物质，如糖分、食品添加剂等，这些成分可能会影响茶饮料的口感和健康效益，并且会增加龋齿和肥胖的发生风险。

3. 口感与味道

自泡茶的味道和口感因茶叶的种类、泡茶的水温和时间等因素而异，通常更为纯正和浓郁。茶饮料则可能因为添加了其他成分而呈现出不同的口感和味道，有时可能较为甜腻。

所以，我们在日常生活中如果能喝现泡的茶就尽量不要喝茶饮料。

健康加油站

在日常生活中，我们不能用低糖茶饮料或无糖茶饮料代替自泡茶。无论是低糖茶饮料还是无糖茶饮料，依然可能含有甜味剂。另外，茶饮料经过加工处理，会使茶叶中的香气成分损失不少，所以无论其口感、香气还是营养成分，与现泡的茶都有明显区别。

十、咖啡类饮料有哪些

无论是工作日的提神醒脑，还是休息日的惬意享受，咖啡都是备受青睐的选择，成为工作中的好搭档。然而，咖啡类饮料种类繁多，各有特色，每一种都有其独特的魅力与受众，你了解它们吗？

听专家说

根据国家标准《咖啡类饮料》（GB/T 30767—2014）要求，咖啡类饮料是指以咖啡豆和/或咖啡制品（研磨咖啡粉、咖啡提取液或其浓缩液、速溶咖啡等）为原料，可添加食糖、乳和/或乳制品、植脂末、食品添加剂等，经加工制成的液体饮料。

咖啡类饮料分为咖啡饮料、浓咖啡饮料、低咖啡因咖啡饮料和低咖啡因浓咖啡饮料4类，每100mL这4类饮料中，咖啡固形物的含量分别为0.5g、1g、0.5g、1g。其中，咖啡饮料与浓咖啡饮料中的咖啡因含量不低于200mg/kg，低咖啡因咖啡饮料与低咖啡因浓咖啡饮料中的咖啡因含量不超过50mg/kg。

1. 咖啡饮料

这类饮料通常是将一定比例的咖啡粉与水混合后，通过滴滤或浸泡的方式制作而成。它们口感较温和，适合在日常生活或工作场合饮用。

2. 浓咖啡饮料

这类饮料通常使用更多的咖啡粉或采用高压萃取的方式制作，咖啡的浓度更高、口感更强烈。浓咖啡饮料既可以作为单品饮用，也可以搭配其他食材制作各类咖啡饮品。

3. 低咖啡因咖啡饮料

这类饮品在保留咖啡风味的同时，通过特殊处理降低了咖啡因含量。它们既能满足人们对咖啡的需求，又能减少咖啡因带来的不适，更适合对咖啡因敏感的人群。

4. 低咖啡因浓咖啡饮料

它们结合了浓咖啡的醇厚口感和低咖啡因的健康考量，既能满足人们对浓郁咖啡的喜好，又能避免咖啡因过量摄入的风险。

健康加油站

茶饮料和咖啡类饮料均含有咖啡因，具有兴奋作用。不同的人对咖啡因的适应性有较大的个体差异，对咖啡因敏感的人，一般不建议下午和晚上饮用茶和咖啡，以免影响睡眠。长期饮用茶和咖啡具有一定的保健作用，但不建议饮用浓茶和浓咖啡。

第二节 不同类型水与健康

一、纯净水和矿泉水应该如何选择

纯净水因其方便易得、干净卫生，一直是许多人的选择。矿泉水中含有矿物质，它的健康作用也被更多人寄予厚望。那么，纯净水和矿泉水究竟该如何选择呢？

听专家说

纯净水缺乏钙、镁、碘等矿物质，长期饮用不利于心血管健康和骨健康，但喝纯净水可以减少矿物质摄入，适合尿石症患者。矿泉水则可作为膳食中矿物质的另一种补充途径。

1. 长期喝纯净水不利于心血管健康和骨健康

瓶装饮用纯净水是以符合生活饮用水水质标准的水为原料，进行了一系列适当的净化、加工后，密封于容器中，不含任何添加物，可以直接喝的水。经过净化处理后，水中原有的矿物质，如钙、镁、碘等，含量大幅降低。因此，长期喝纯净水可能会加重人体钙、镁等矿物质的缺乏，不利于心血管健康和骨健康。

2. 纯净水适合尿石症患者

人体摄入的矿物质过多，可能在肾脏中形成结晶，导致尿石症，而喝纯净水则可以减少矿物质摄入，对尿石症患者起到一定的保护作用。有研究发现，饮用纯净水可使尿比重和尿石症发病率显著降低。

3. 天然矿泉水可以作为膳食中矿物质补充的另一种途径

天然矿泉水是从地下深处自然涌出或经钻井采集的水，含有一定量的矿物质、微量元素或其他成分，且在一定区域未受污染，并采取预防措施避免污染。

目前，国内仍然缺少针对矿泉水与人体健康关系的高质量研究。结合现有相关研究来看，饮用矿泉水对人体健康可能存在一些益处，如降低血糖、降低糖尿病风险、改善消化不良症状、降低血压、预防肾结石等。然而，由于研究尚少，难以下确切结论。

健康加油站

纯净水方便易得，偶尔饮用无需担心。对于尿石症患者来说，纯净水还可能有助于病情恢复。但考虑到纯净水中缺乏矿物质，对于日常膳食不均衡、容易缺乏矿物质的人群来说，不推荐长期喝纯净水，选择富含矿物质的水会更有益健康。

二、碱性水真的对健康有益吗

碱性水，是指 pH 值 > 7.0 的水，分为天然形成和工业生产两类。市售包装饮用水中，苏打水即为弱碱性水。它与我们的健康又有着怎样的关联呢？

听专家说

目前关于碱性水与健康之间的关系的研究较少，碱性水对健康的益处尚不明确，因此不能夸大碱性水的作用。部分研究得出的主要结论如下。

1. 饮用碱性水与骨质疏松

有研究表明，碱性水可以通过

降低相关激素水平，增强对骨吸收的抑制作用，进而降低骨质疏松的发生风险。

2. 饮用碱性水与“三高”

有研究表明，碱性水能够降低血压、血糖、甘油三酯及总胆固醇，可作为原发性高血压、糖尿病及高脂血症的辅助治疗方法。

3. 饮用碱性水与呼吸系统疾病

部分研究发现，碱性水可以缓解反流性咽喉炎和神经源性慢性咳嗽患者的咳嗽和咽喉反流症状，可以作为辅助治疗方式之一，有助于患者康复。

4. 饮用碱性水与消化系统疾病

多项研究发现，长期饮用碱性水能够降低胃肠道疾病风险，改善大便质地，提高以腹泻为主的肠易激综合征患者的生活质量，对肠道微生物群的组成有潜在影响。

5. 饮用碱性水与泌尿系统疾病

饮用碱性水可能会导致尿液中钙含量和尿液渗透压升高，增加肾结石复发的风险。因此，肾结石患者应避免饮用富含钙的碱性水。

6. 饮用碱性水与身体活动能力

碱性水可以增强水合作用，改善酸碱平衡并提升无氧运动表现。多项研究表明，男性运动员饮用碱性水2~3周后，上、下肢无氧工作能力提升、乳酸浓度和尿比重降低、电解质状态得到改善。还有研究发现，运动脱水后，碱性水的补液效果优于纯净水。

但目前针对人群的相关研究数量较少，且存在一定局限性，尚无充足的证据证明碱性水对身体健康有益，更没有可靠依据表明碱性水能够治疗疾病。

健康 加油站

饮用苏打水并不会影响所谓的“酸碱体质”，因为人体只有“酸碱平衡”的说法，并没有“酸碱体质”的概念。通常所说的酸碱平衡，是指体液的酸碱平衡。正常生理状态下，人体内体液的酸碱度保持相对稳定，身体会通过呼吸、排泄及体液中的缓冲体系等调节机制，将血液 pH 值维持在 7.35~7.45 的范围内。酸性或碱性的食物或水，并不能改变人体的酸碱平衡。

三、熟水是生活中常说的白开水吗

目前国内外尚无关于熟水的准确定义，一般的食物经过烹调，就从“生”的变成了“熟”的。选择安全、卫生的饮用水对健康至关重要。“熟水”更利于人体吸收，我们平时喝的凉白开，除了比较卫生，是否更有营养呢？

听专家说

在《本草纲目》中，“熟水”被称作太和汤，是指来源于自然界的水，没煮沸之前称为“生水”，即便煮沸，如果煮沸时间没有超过 1 分钟，这也算是“生水”，煮沸 5 分钟左右，才是真正的“熟水”。我们可以认为，熟水就是生活中常说的白开水。

1.“是否煮沸”是“熟水”和“生水”的区别

水的“生”与“熟”遵循这一判定逻辑。根据中国饮料行业团体标准，熟水包装饮用水是以符合《食品安全国家标准　包装饮用水》（GB 19298—2014）原料要求的生产用水为原水，采用超滤、纳滤、反渗透等膜过滤技术，仅通过不低于 100℃物理加热杀菌工艺，加工制成的包装饮用水。

2. 市面上销售的瓶装熟水和自家烧开的熟水，在营养上没有本质区别

市面上销售的瓶装熟水与自家烧开的熟水相比，最大的区别在于生产工艺。市面上销售的瓶装水如果采用自来水作为生产原料，那么在生产过程中会采取反渗透等净水措施，目的是充分去除细菌。

在营养方面，无论是采用何种工业制法的瓶装熟水，与自家烧开的水相比，基本没有区别。

3. 长期喝熟水可能对健康有益

定性循证研究结果显示，饮用熟水有助于减少大肠埃希菌感染、降低腹泻发生风险，但相关证据尚不充分。

另外，有研究发现，将水烧开有利于去除水中的微塑料，减少微塑料对机体的潜在危害。

健康加油站

熟水并非只是将水烧开那么简单。首先，煮沸可以有效去除水中的细菌和病毒，提高饮用水的安全性。其次，煮沸过程中，水中溶解的气体会逸出，进而改变水的味道和口感。

四、富氢水有益健康吗

目前富氢水尚无规范的生产流程、标准的定义和检测方法，通常认为水中含有氢气即为富氢水。它是通过将高纯度的氢在高压条件下通入水中 2 小时，待氢气达到饱和状态后得到的溶液，具有强还原性。

听专家说

近年来，氢气作为一种新型的抗氧化剂及医学医疗气体，备受人们的青睐，富氢水也受到了人们的广泛关注。但目前关于富氢水对人体健康影响的科学证据较少，无法确定富氢水对人体健康的益处，在日常饮水时应慎重选择，其对人群健康的影响也有待进一步研究。

五、营养素强化饮料有益健康吗

近年来，消费者在挑选饮料时已经不仅仅满足于对口味的追求，健康化、功能化成为消费者的主流需求。因此，营养素强化饮料逐渐进入市场，市面上甚至出现了多种类型的营养素强化饮料。

听专家说

营养素强化饮料是指添加了营养素的饮料，市面上大多为多种营养素强化饮料，如同时添加了维生素 A、维生素 C、维生素 B_{12}、维生素 E 等维生素，或铁、碘、锌等矿物质。营养素强化饮料有益健康，但其中的营养素完全可以通过日常饮食获取，因此营养素强化饮料并非补充营养素的最佳来源。

1. 营养素强化饮料对健康有一定益处

研究结果表明，饮用多种营养素强化饮料在一定程度上可以弥补膳食营养的不足，降低儿童及孕妇发生贫血的风险。儿童和孕妇与一般成年人相比，更容易出现多种微量营养素缺乏，尤其是在资源匮乏的地区，对此，营养素强化饮料是不错的选择。

2. 摄入营养素强化饮料能够补充能量

在某些特定情境下，如高强度运动后，身体对营养素的需求增加，此时适量摄入营养素强化饮料有助于迅速补充能量和恢复体力。此外，对于某些特殊人群，如老年人、孕妇等，这类饮料也能在一定程度上满足他们特殊的营养需求。

3. 消费者可以根据个人需要合理选择营养素强化饮料

消费者在购买前应该查看产品标签，了解营养成分和含量，避免盲目消费。需要注意的是，营养素强化饮料虽然看起来能补充多种营养成分，但这些营养成分也可以通过食物获取，营养素强化饮料并非营养素的最佳来源，更不能将其视为“万能药”。饮食正常的人没必要通过喝饮料来补充营养，日常均衡饮食才是营养摄入的基础。

健康加油站

选择营养素强化饮料的注意事项

目前我国对于营养素强化饮料的标识尚无具体规定，消费者在选购时应仔细阅读营养标签，同时，要特别关注多种营养素强化饮料中添加糖的含量，避免“吃糖太多”危害健康。

六、茶水有益健康吗

天气逐渐回暖，在闲庭小院里，一张桌子，一壶茶，一个人，一本书，在繁忙的生活中感受这悠闲的时光，好不惬意。我们常喝茶、品茶，可你是否了解喝茶对健康的益处呢？

听专家说

茶叶对健康的积极作用，主要源于其含有的茶多酚、咖啡因、矿物质、芳香物质和维生素等多种成分。茶水中含有多种营养素，喝茶对身体健康有积极作用。

1. 茶叶含有多种有益成分

（1）茶多酚是茶叶中 30 多种多酚类物质的总称，主要包括儿茶素、黄酮类物质、花青素和酚酸等。茶多酚容易在热水中溶解，能增强毛细血管活性，抑制动脉粥样硬化。

（2）咖啡因能使中枢神经系统兴奋，提高工作效率，增加肌力，消除疲劳；还具有利尿作用；能刺激胃液分泌，帮助消化、增进食欲等。

（3）茶叶含有茶叶色素，包括叶绿素、叶黄素和胡萝卜素等不溶于水的脂溶性色素，以及黄酮类物质、花青素、茶黄素、茶红素和茶褐素等能溶于水的水溶性色素。脂溶性色素对干茶的色泽和叶底色泽均有显著影响，水溶性色素决定着茶汤的颜色。

（4）茶叶中含有丰富的矿物质，锌、硒、氟的含量较高。锌可以促进生长发育，提高机体免疫力；硒能降低肝癌、结肠癌、乳腺癌等多种癌症的发病风险，预防心血管疾病，抗氧化等；氟对牙齿有保健作用。茶叶中的铜、铁、钠、锰等对人体的生理功能都有重要作用。

（5）茶叶也含有多种维生素，但含量并不高。因此，通过喝茶获取的维生素十分有限。

2. 喝茶对身体有益处，也有一定不良影响

研究显示，常饮茶可降低心血管疾病、2 型糖尿病和胃癌的发病风险，但喝茶也可能对健康产生负面影响。如单宁酸可能与铁结合，影响铁的吸收和利用；咖啡因和茶碱会兴奋中枢神经系统，影响睡眠质量；咖啡因还可能影响心率；茶叶中的草酸会与食物中的钙结合，形成不溶性草酸钙，从而阻碍钙的吸收。

健康加油站

什么情况下不宜喝茶

（1）铁不足或缺铁人群不宜喝茶，避免单宁酸与铁结合而影响铁的吸收和利用。

（2）经期、孕期女性需适当控制喝茶量。

（3）睡前不宜饮茶，避免咖啡因和茶碱兴奋中枢神经系统，影响睡眠质量。

（4）患有冠状动脉粥样硬化性心脏病（简称“冠心病”）、肺源性心脏病（简称“肺心病”）、高血压的老年人不宜喝浓茶，防止咖啡因引发心动过速、心律不齐。

（5）不宜空腹喝茶，以免冲淡胃酸、抑制胃液分泌，妨碍食物消化。

七、咖啡能不能喝？对健康是好还是坏

咖啡含有多酚类化合物、咖啡因、咖啡二萜、葫芦巴碱与类黑色素等物质，具有抗氧化作用，长期摄入可以消除体内自由基，有益于身体健康。但关于咖啡的健康效应，人们的观点褒贬不一。有人认为它能提神醒脑，提高工作效率；也有人担忧其可能带来不良影响，如失眠、心悸等。那么，咖啡究竟能不能喝？它对我们的健康到底是好还是坏呢？

听专家说

咖啡可以喝，长期喝咖啡对健康有一定好处，但需注意控制量，避免养成对咖啡因的依赖。由于个人耐受度不同，每天咖啡因摄入量不宜超过400mg，相当于3~5杯咖啡。

有研究者检索国内外相关研究并开展定性循证研究，结果显示，咖啡对大多数人有益，且与多种疾病的风险呈负相关。

1. 长期喝咖啡对身体的益处

降低多种癌症患病风险： 咖啡中的多酚类化合物、咖啡二萜、类黑色素等植物化学物，能抑制氧化应激和氧化损伤，有助于保护机体器官健康。

助力肝脏健康： 研究显示，长期喝咖啡可以降低血清γ-谷氨酰转移酶、谷草转氨酶和谷丙转氨酶的浓度。

改善代谢性疾病： 长期喝咖啡有助于改善2型糖尿病。咖啡中的绿原酸能帮助改善空腹血糖水平，提高胰岛素敏感性。

有益心血管健康： 长期喝咖啡可以降低心血管疾病的危险因子水平，如降低机体低密度脂蛋白胆固醇浓度，提高机体一氧化氮水平等。

改善肠道微生物环境： 长期喝咖啡可以改善宿主菌落的种类、含量、分布等，比如能提高肠道内双歧杆菌这类益生菌的含量，进而提高机体的抗炎症能力。

2. 咖啡对人体的不良影响

（1）咖啡中的咖啡因和草酸等成分，会影响钙的吸收，还会增加钙流失量。

（2）经常摄入咖啡因，身体可能产生轻度依赖。如果突然不喝，可能会出现头痛、疲劳、焦虑和注意力无法集中等症状。

（3）“咖啡因不耐受”：饮用咖啡后，如果出现失眠、焦虑、胃不舒服、心率增快、头痛、恶心等不适，说明摄入量可能超出了个人耐受度。

健康加油站

喝咖啡的健康小秘诀

（1）尽量选择不加糖的咖啡。罐装和瓶装的咖啡饮料通常含有糖和添加剂，其有益健康的成分远低于不加糖的现磨黑咖啡。

（2）最好在上午喝咖啡，避免影响夜间睡眠。

（3）不建议孕妇、未成年人饮用含咖啡因的饮品。

（4）不宜空腹喝咖啡。

（张 娜　周淑益）

第六章

谈谈中医学中的各种“水”

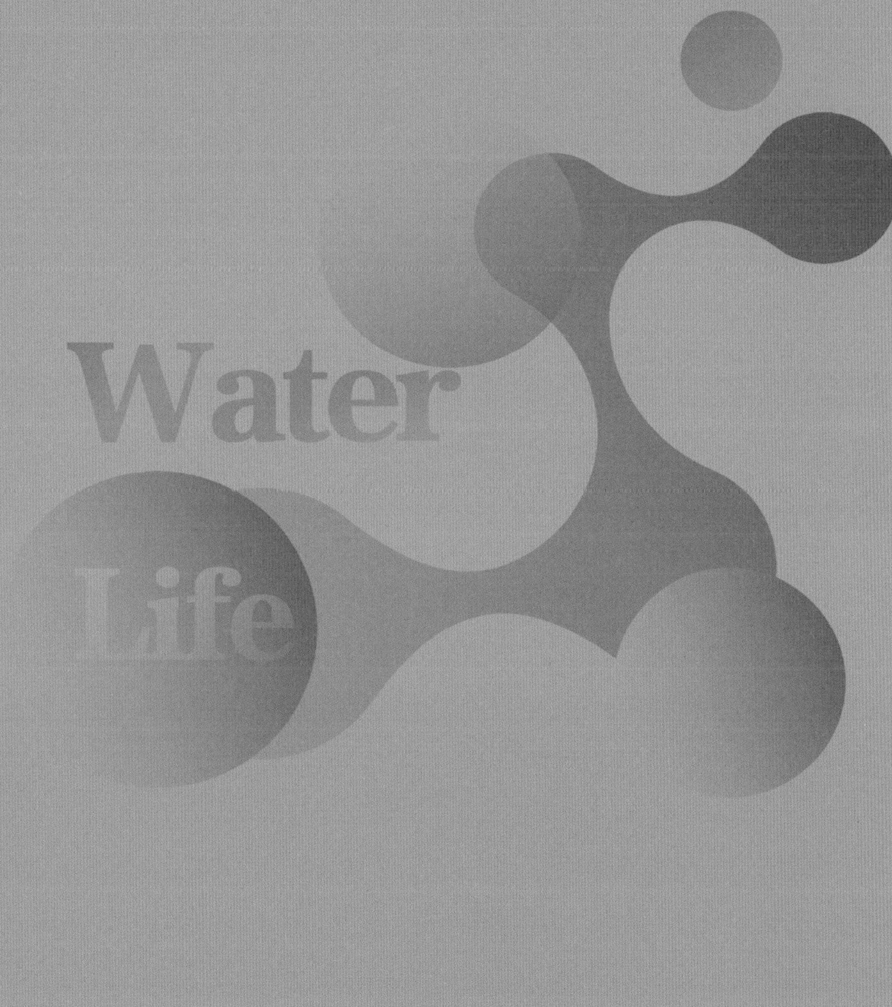

第一节 中医学中的各种“水”

一、中医学中的“水”有哪些来源

中医认为，水乃万物之根本，是生命的本源。水孕育了无数生命，大到走禽飞鸟，小到细胞花草。《管子》认为水是“万物之本源，诸生之宗室”。《类经图翼》记载：“其序曰：天一生水，地六成之……如草木未实，胎卵未生，莫不先由于水，而后成形，是水为万物之先，故水数一。”李时珍在《本草纲目》中将水列为各篇之首，并指出：“盖水为万化之源，土为万物之母。饮资于水，食资于土。饮食者，人之命脉也，而营卫赖之。故曰：水去则营竭，谷去则卫亡。然则水之性味，尤慎疾卫生者之所当潜心也。”可见水是生命之源、健康之本、百药之王。

听专家说

中医认为，自然界的水是在天气阳热的作用下，地气蒸腾成云，复又在地之阴气的沉降作用下凝练而形成的。这是一个周而复始的循环过程。《黄帝内经素问·阴阳应象大论》曰：“地气上为云，天气下为雨；雨出地气，云出天气。”

中医认为，水的来源主要是天水和地水。天水包含雨水、露水、甘露、甘露蜜、明水、冬霜、腊雪、雹、夏冰等；地水包含流水、井泉水、甘泉、温汤、盐胆水、山岩泉水、热汤、浸蓝水等。李时珍在《本草纲目》中，也将水划分为天水和地水两大类，并详细论述了雨水、潦水、露水、甘露、明水、冬霜、井泉水、山岩泉水、热汤、生熟汤等43种水的形态、性味、功效及药用的副作用等。

健康加油站 水是生命之源、万物之本，不同来源的“水”有不同的性味与功效。

二、中医学中的“水”有哪些功效

李时珍对水有独到的认识，《本草纲目》中记载：“水者，坎之象也……其体纯阴，其用纯阳……水为万化之源。”他认为，因时令气候、地理禀赋、态势造化的差异，水的性味与功效也会有所不同，因此当择而饮之。

听专家说

下面为大家介绍几种水的功效及应用。

1. 雨水

雨水，味咸，性平，无毒，即《黄帝内经》所言“天气下为雨”之雨水。《本草纲目》根据时令的不同将其分为立春雨水、梅雨水、液雨水。

立春雨水：其性始得春升生发之气，能资始发育万物。常被用来煎煮治疗中气不足、清气不升的药物。

梅雨水：指农历三至五月的雨水，可用来清洗疮疥、去除瘢痕，宜于制酱。

液雨水：指立冬后第十天到小雪期间的雨水。古人认为，液雨水有使百虫伏蛰之力，所以多用液雨水来煎煮杀虫消积的药物，还可作为消积食药物的药引。

2. 露水

露水，味甘，性平，无毒。露水是夜晚或清晨时，近地面的水气遇冷凝华成小冰晶，然后再熔化于物体上的水珠，是阴气凝聚产生的液体。古人认为，露水具有养生价值，贤人雅士常采集露水用以泡茶，或用以酿酒，或用以疗疾。《本草纲目》中记载的露水种类颇多，有百花上露、百草头上秋露、柏叶上露等。其中，百花上露，令人好颜色；柏叶上露，有明目作用。深秋的露水禀秋之收敛肃杀之气，多用于煎制润肺的药物，也可作为治疗疥疮、癣病、虫毒等病症的药引。

3. 雪水

雪水在《证类本草》《本草纲目》等典籍中被称作腊雪（水），即农历十二月间降雪（即腊雪）所化的水。《本草纲目》认为其味甘，性凉，无毒；《本草备要》称其味甘、性寒。所以，腊雪（水）性属阴，为寒凉之品，可用来煎煮治疗伤寒火暍的药物。据《本草纲目》记载，腊雪（水）还有特殊功用："用水浸五谷种，则耐旱不生虫；洒几席间，则蝇自去；淹藏一切果食，不蛀蠹。"

4. 流水

流水，味甘，性平，无毒，指江河、小溪中流动不息的水。因其流动不止，故而气质刚强，可治疗病后体虚、五劳七伤、脾肾虚弱、阴虚阳盛、视物不清、霍乱吐泻等症。据《本草纲目》记载，曾经有一个患者，小便不通，众多医生都未能治愈，金代医学家张从正仅将煎药的水换成大河的急流水，药物不变，结果患者服一剂之后小便就通畅了。

5. 泉水

泉水，根据来源、地域、性质的不同，可分为井泉水、甘泉、温泉、山岩泉水。井泉水味甘，性平，无毒。井泉水以地脉渗出的水为最佳，江河水次之，各地土质不同，井泉水的功效也有所差异。温泉水主要用来泡澡，去除皮肤病。多数温泉水有小毒，不能饮用，主要用于治疗风症筋骨拘挛、风湿、手足不遂、毛发脱落、皮肤疥癣等症。山岩泉水是山岩上土石间流出，并逐渐汇成溪涧的水，味甘，性平，无毒。泉水源头越遥远，则水质越清冷，源自玉石草木生长处的泉水质地更佳，而黑土毒石恶草中的泉水则不能饮用。

6. 盐胆水

盐胆水，味咸、苦，有大毒，是盐刚形成时，从水槽里滴下的黑色液体，主治疥疮、顽癣、瘘疮及虫咬伤，也可以治疗牲畜被毒虫咬伤。需注意的是，患疮疽出血的人，不能用盐胆水外涂。昏迷的人，可以灌之催吐，效果很好。

健康加油站

选择以上不同的"水"时，也需要关注水质安全与卫生，选择安全、健康的水源。

三、中药煎煮中如何用好"水"

《本草纲目》指出，水也具有性味、功用、主治。古人认为，水之性并非一成不变，它也会随着季节、地域、环境及人为加工等因素发生改变。

听专家说

煎药用水既是溶媒，也是药物。汤剂煎煮时，先将药物浸泡在水中，通过长时间煎煮，使药物的有效成分尽可能煎出。

1. 流水煎药以助疏通

常用急流水、顺流水、千里水、逆流水煎药以助药物通利二便。

急流水：为湍上峻急之流水，多用以煎煮通利二便，以及治疗足胫以下风症的药物。

顺流水：性顺而下流，与急流水下行之性类同，所以常用来煎煮治疗下焦腰膝病症，以及通利二便的药物。

千里水：即长流水，其中向东流者又称为东流水，指流经地域绵长的流水。《金匮要略》中泽漆汤就是用东流水煎药，治疗咳嗽上气。

逆流水：为流动过程中回旋倒流的水，多用来煎煮发吐痰饮的药物。

2. 半天河水炼丹

半天河水为空树穴或空竹管中的水，因其未接触地面，也被称为上池水，古人认为其具有灵气。《医学正传》记载，此水自天而降，没有受到下流污浊之气沾染，所以多用来炼制丹药、调和仙药。

3. 雨水煎药升阳杀虫

立春雨水其性始得春升生发之气，能资始发育万物，多用来煎煮治疗中气不足、清气不升的药物。液雨水用来煎煮杀虫消积之药，还可作为消积食药物的药引。

4. 露水养颜明目

《本草纲目》记载，百花上露，令人好颜色；柏叶上露，有明目作用。深秋的露水禀秋之收敛肃杀之气，多用于煎煮润肺的药物，也可作为治疗疥疮、癣病、虫毒等药物的药引。单饮露水可以使人肌肤润泽，身体轻健。

5. 雪水煎煮治疗伤寒火暍

《本草备要》认为腊雪（水）味甘、性寒，为寒凉之品，可用来煎煮治疗伤寒火暍的药物。《本草纲目》记载，腊雪（水）有特别功用，“用水浸五谷种，则耐旱不生虫；洒几席间，则蝇自去；淹藏一切果食，不蛀蠹”。

6. 井泉水滋阴清热

井泉水煎药可助药滋补阴液、清热。清晨第一次打的水，称为井花水，能镇静安神，除口臭，消除眼中不清，治疗痢疾，适合煎煮滋补阴液、调理气血及治疗痰火内扰的药物。《金匮要略》风引汤用井花水煎药，治疗大人风引、小儿惊痫瘛疭等症，取其助药清热之意。

7. 甘澜水煎煮治疗伤寒阴证

甘澜水也称为劳水、扬泛水。甘澜水是把水放在盆内，用瓢将水扬起来、倒下去，反复多次，直至看到水面上有无数水珠时而成。古人认为，水本来的性质是咸且重，扬过之后，变得甘而轻。《医学正传》认为甘澜水可以用于煎煮治疗伤寒阴证的药物。

8. 潦水调脾胃

潦水，味甘，性平，无毒，即大雨或久雨后路上的流水或低洼处所积的雨水。潦水因其性不动摇而有土气内存，所以多用于煎煮补益中气、调理脾胃的药物。《本草纲目·水部》曰：“降注雨水谓之潦，又淫雨为潦。”称其可煎调脾胃、祛湿热之药。

9. 百沸汤助阳气

百沸汤，又名热汤、太和汤、麻沸汤，指烧开的热水，以煮沸百次者为佳，性味甘、平，无毒。据《嘉祐补注神农本草经》记载，百沸汤能助阳气、通经脉，对霍乱、腹痛有疗效。

四、水与茶、酒有关系吗

“水为茶之母”“水是酒中之血”，水是决定茶饮好坏、酒之性效的重要因素。古人云：“茶性必发于水，八分之茶，遇十分之水，茶亦十分矣；八分之水，试十分之茶，茶只八分耳”，可见水质的优劣，直接影响茶叶香气的释放与滋味的呈现。酒的酿造过程中，水更是贯穿始终，从原料浸泡、蒸煮发酵，到勾调成型，水不仅参与微生物的代谢活动，影响发酵进程，还直接塑造酒的口感与风味。

听专家说

1. 水为茶之母

水是决定茶饮好坏的重要因素。明代张大复在《梅花草堂笔谈》中写道：“茶性必发于水。”古人认为，天水和泉水煮茶最佳。天水包括雨、雪、露、霜，又叫灵水，是煮茶最好的水。在《红楼梦》第四十一回中，妙玉煮茶使用了雨水，还有 5 年前收集的梅花上的雪水，这些水被收在鬼脸青花瓮里，埋于地下。唐代陆羽在《茶经》中也指出煮茶用水的优先级——“用山水上，江水中，井水下”。具体而言，山中的乳泉、池中的清流最好；沟谷中的水流不畅，天热时还会滋生各种毒虫与细菌，不能饮用；江河水要选远离人群的；井水则宜选用人们常使用的。

2. 水是酒中之血

水也是影响酒之性效、口味的重要因素。例如，酿酒的“古遗六法”中就提到了“水泉必香”。酿酒师们总结多年的酿酒经验，指出：“水是酒中之血。”也就是说，好水才能酿好酒。我国各大名酒的产地，几乎都在优质水源附近。

健康加油站

现代研究表明，茶中含有蛋白质、脂肪、维生素、茶多酚等近 300 种成分，这些成分只有与水相融合，才能发挥各自的特性，茶的色、香、味才能完整呈现，形成真正的茶水。

第二节 身体中的水

一、身体中的水有特殊的名称吗

在中医学中，用“津”“液”来描述人体内的正常水液。这些水液包括各脏腑形体器官的内在液体及其正常的分泌物。津液是构成人体和维持生命活动的基本物质之一。

听专家说

1. 津、液有别

津液是津和液的总称，两者在性状、分布和功能上有所不同。质地较清稀，流动性较大，布散于体表皮肤、肌肉和孔窍，并能渗入血脉之内，起滋润作用的，称为津；质地较浓稠，流动性较小，灌注于骨节及内在脏腑、脑、髓等部位，起濡养作用的，称为液。

2. 津液有益

中医学认为，津液的益处体现在两个方面。一方面，津液能发挥滋润、濡养的作用。津分布于体表，可以滋润皮肤、毛发、肌肉，以及鼻、目、口、耳等浅表部位的官窍。液能够渗入体内，濡养内在脏腑，充养骨髓、脊髓、脑髓，还能滑利关节。可见，如果津液不足，皮肤、毛发、肌肉、孔窍、关节、脏腑就会失去滋润而出现一系列干燥的病变，骨髓、脊髓、脑髓也会因失去濡养导致生理功能受到影响，甚至身体各组成部分的生理结构也可能因失去滋润、濡养而遭到破坏。

另一方面，津液会进入血脉中，成为血液的重要组成部分。当血液浓度增高时，津液就渗入脉中稀释血液，并补充血量。当机体的津液亏少时，血中之津液可以从脉中渗出脉外以补充津液。由于这种脉内外的津液互相渗透，机体因而可以根据生理、病理变化来调节血液浓度，保持正常血量，起到滑利血脉的作用。

另外，津液的代谢可调节体温，使身体适应自然环境的气温变化。当天气炎热或体内发热时，津液化为汗液向外排泄以散热；当天气寒冷或体温低下时，津液因毛孔闭塞而不外泄。

健康加油站

津液具有滋润、濡养、充养血脉、调节体温的重要作用，是保障生命活动的物质基础。因此，应该尽量保证水液摄入充足，同时避免过度耗伤。

二、身体中的水液是怎样生成的

中医认为，津液生成的物质基础是饮食水谷，主要与脾胃、小肠、大肠的功能密切相关。《黄帝内经》有言“饮入于胃，游溢精气，上输于脾，脾气散精，上归于肺，通调水道，下输膀胱。水精四布，五经并行，合于四时五脏阴阳，《揆度》以为常也”，这说明津液的生成、输布与排泄是在体内多个脏腑、经络的共同参与下完成的。

听专家说

1. 津液的生成过程

中医认为，津液来源于饮食水谷，通过脾胃的运化及有关脏腑的生理功能而生成。人体每日摄入的水谷，即饮食物，是津液化生的源头。饮食水谷摄入后，首先进入胃，胃会吸收饮食水谷中的部分精微和水液。接下来，饮食水谷进入小肠，小肠会大量吸收水谷精微和水液，并将食物残渣下传至大肠。大肠会进一步吸收食物残渣中的水液，促使糟粕形成粪便。胃、小肠、大肠所吸收的水谷精微及水液，均上输于脾，通过脾气的转输作用布散到全身。

2. 与津液生成关系密切的脏腑

中医认为，脾主运化。津液的形成依赖于脾将饮食水谷转化为津液。具体而言，津液在胃肠中的吸收与利用，都是在脾气的作用下完成的。综上所述，津液的生成主要与脾、胃、小肠、大肠等脏腑的生理活动相关。若脾的运化及胃肠的吸收功能减退或失调，会影响津液的生成，导致津液不足的病变。因此，在中医学中，治疗津液生成不足的病证，主要从调理脾与胃肠功能入手。

健康加油站

津液和血液均来源于饮食水谷，津液是血液的组成部分，并能够调节血液浓度。因此，中医学用“津血同源”来概括两者之间的关系。当饮食水谷摄入不足，脾胃功能虚弱，或大汗、大吐、大泻，或严重烧烫伤时，脉外的津液不足，不仅不能进入脉内以补充化生血液，脉内的津液成分反而渗出脉外以补充津液的亏耗，进而导致血液亏少、血液浓稠且运行不畅等病变。同理，如果血液亏耗，尤其是在失血时，脉中血量减少，脉外津液会进入脉中，从而引发津液不足的病变。

三、身体中的水液是怎样输布的

在中医学中，津液生成之后，需输布至全身以发挥滋润和濡养的作用。津液输布主要依靠脾、肺、肾、肝和三焦等脏腑的协调配合来完成。当这些脏腑的功能出现异常时，就可能导致津液输布失常，进而引发疾病。

听专家说

1. 脾转输津液

脾负责转输和布散津液。具体而言，脾气可以将津液向上输送给肺，肺气能够向上、向外及向下、向内布散，将津液布散至全身；脾气也可以直接将津液向四周布散至全身；脾气还可以将水液通过三焦输送到膀胱。另外，脾气可以通过升降运动使全身的津液上腾下达。

2. 肺布散津液

肺气能够向上、向外运行，称为宣发。肺通过宣发，将津液向体表和身体上部布散。肺气还能够向下、向内运行，称为肃降。肺通过肃降，可以将津液向身体下部和内部脏腑输布，并将脏腑代谢后产生的浊液向膀胱输送。

3. 肾蒸腾气化水液

由脏腑代谢产生的浊液，通过肺气的肃降作用向下输送到膀胱，在肾气的作用下，将其清者重新吸收，参与全身水液代谢，将其浊者化为尿液排泄。另外，肾气还能推动脾、胃、肺、小肠、三焦等相关脏腑进行水液代谢。

4. 肝主疏泄，促进水液运行

肝主疏泄，能使全身气机疏通、畅达，而气的运行可推动水液运行。因此，全身气机疏通、畅达，则能促进津液的输布。

5. 三焦决渎利水道

三焦是中医学中特有的一个腑，是水液和诸气运行的通路。三焦通利，保证了诸多脏腑输布津液的道路通畅，让津液在体内正常地流注布散。

综上所述，津液在体内的输布主要依赖于脾气的升转、肺气的宣降、肾气的蒸化、肝气的疏泄和三焦的通利。津液的正常输布是多个脏腑密切协调、相互配合的结果，是人体生理活动的综合体现。津液的输布与肺、脾、肾、肝、三焦的功能密切相关。

健康
加油站

津液的输布与肺、脾、肾、肝、三焦的关系十分密切，若脾、肺、肝、肾、三焦的功能异常，不能正常地输布津液，就可能导致水液在体内停聚，进而形成痰饮、水肿等水液代谢障碍的病理变化。因此，中医学在治疗痰饮、水肿等水液输布障碍病证时，主要从调节肺、脾、肾、肝、三焦等脏腑的功能入手。

四、身体中的水液是怎样排泄的

中医认为，津液的排泄主要有三条路径，与肾、肺、脾的关系最为密切。当肺、脾、肾的功能出现异常时，会影响水液代谢，可能引发水肿、尿液及汗液排泄障碍等病症。

听专家说

1. 尿液的排泄

肾的气化作用是尿液生成与排泄的关键，肾中阳气蒸腾气化水液，将清者重新吸收布散至全身，浊者化为尿液下注膀胱。所以，尿液的生成依赖于肾气的蒸化，尿液贮存于膀胱，通过肾气的推动与调控，才能正常排泄。如果肾气的蒸化与升腾功能失常，则可引起尿少、尿闭、水肿等津液排泄障碍的病变。

2. 汗液的排泄

肺气宣发，将津液外输于体表皮毛，津液在气的激发作用下，化为汗液，由汗孔排出体外。汗液的排出是津液排泄的另一重要途径。如果肺气不足或向上、向外布散失常，则会出现汗液排泄异常。

3. 粪便的排泄

大肠排出粪便时，也随糟粕带走一些残余的水分，但正常情况下粪便中所含水液的量很少。若脾胃运化及肠道吸收功能失常，水谷中的精微与糟粕俱下，则粪便稀薄，不但不能吸收饮食水谷之精华，甚至胃肠中的水液也会随之流失，进而造成体内津液的大量损耗。

肺在呼气时也会随之带走一些水液，这也是津液排泄的一个途径。

津液的排泄主要通过排出尿液和汗液来完成。除此之外，呼气和粪便也会带走一些水液。与津液排泄相关的脏腑主要有肾、肺、脾，由于尿液是津液排泄的最主要途径，因此肾的生理功能在津液排泄中发挥着最为重要的作用。

健康加油站

津液的生成、输布和排泄过程是诸多脏腑相互协调、密切配合来完成的，其中尤以脾、肺、肾的功能最为重要。如果脾、肺、肾及其他相关脏腑的功能失调，则会影响津液的生成、输布和排泄，破坏津液代谢的平衡，导致津液生成不足，或耗损过多，或输布与排泄障碍、水液停滞等多种病变。

五、“五液”是什么

中医学中有“五液”的说法。“五液”指身体中的五种液体，分别为汗、涕、涎、泪、唾。这五种液体和五脏关系密切。通过对“五液”的分析，可以“司外揣内”，来推求内在脏腑的变化。

听专家说

1. 汗为心液

汗的生成和排泄与心的关系密切。心主血脉，心血充盈时，血中的津渗出脉外则为津液，津液充足，则化汗有源。另外，汗液的生成与排泄还受心神的主宰与调节，所以情绪激动、劳动、运动及气候炎热时，均可见出汗的现象。

2. 涕为肺液

涕，即鼻涕，为鼻窍的分泌液，有润泽鼻窍、防御外邪、利于呼吸的作用。鼻涕由肺中津液所化，且依赖肺气的宣发作用布散于鼻腔。正常情况下，鼻涕应该濡润鼻窍而不外流。

3. 涎为脾液

涎是唾液中较清稀的部分，由脾气布散脾精上溢于口而化生。涎具有保护口腔、润泽口腔的作用，在进食时分泌旺盛，以促进食物的咀嚼和消化。

4. 泪为肝液

泪从目出，由肝精、肝血经肝气疏泄于目而化生。泪有濡润眼球、保护眼睛的功能。正常情况下，泪液分泌适量，既能濡润眼球，又不至外溢。

5. 唾为肾液

唾为口津，即唾液中较稠厚的部分，多出于舌下，具有润泽口腔、滋润食物及滋养肾精的作用。唾由肾精化生。肾精在肾气的作用下，沿足少阴肾经到达舌下或齿缝，分泌而出则为唾。涎与唾均为口津，但同中有异。涎较清稀，为脾精所化，出自两颊，可自口角流出；唾较稠厚，为肾精所生，出自舌下，多从口中唾出。故临床治疗口角流涎，多从脾治；唾多频出，多从肾治。

健康加油站

唾与养生的关联

唾源于肾精，若咽而不吐，则能滋养肾精；相反，若多唾久唾，则会耗伤肾精。肾精是一身精气的根本，掌控着人体的生长、发育、生殖等功能。所以，古人将舌下分泌的唾液称为“金津玉液”，可见其珍贵。古代养生家主张通过“吞唾”来养护肾精。具体而言，每日清晨起床后，集中注意力调节呼吸，放松身心，然后用舌抵上腭，等到口中唾液增多时，将唾液慢慢咽下，每次咽下时要用意念引导唾液到达小腹。

第三节 水与痰湿体质

一、水液代谢障碍的产物是什么

在中医学中，水液代谢障碍所形成的病理产物叫作痰饮，一般将较稠浊的称为痰，清稀的称为饮。痰饮一旦产生，可随气的运行流窜全身，也可停积在身体局部。总之，痰饮外而经络、肌肤、筋骨，内而脏腑，全身各处无处不到，进而引发各种不同的病变。

听 专家说

中医认为，痰饮致病范围广泛，可分为有形之痰和无形之痰。

1. 有形之痰

有形之痰，是指视之可见、闻之有声的痰液。如咳嗽吐痰，可以观察到咳痰的量、颜色、质地等特征；再如喉中痰鸣，能听到呼吸时空气冲击喉中痰液产生的声音。此外，有形之痰还包括能触摸到的有形痰核，如在颈部及其他部位触摸到的痰核。

2. 无形之痰

无形之痰，是指仅能见到一系列外在病症表现，却看不到痰的形质，听不到痰的声音，也触摸不到痰核，但运用治痰的方法有效，从而推测其病因为痰。例如眩晕、癫狂、痴呆、肥胖等病症，用祛痰法治疗有效，则认为该类疾病的发生是痰在作祟。因此，中医学对“痰”的认识，主要是以临床表现为依据来进行分析的。

3. 痰饮作祟

痰饮是有形的实邪。痰饮产生之后可随气流行，或停滞于经脉，或留滞于脏腑，会阻碍气血的正常运行，日久还可能产生瘀血。痰饮、瘀血产生之后，停留在脏腑，还会影响脏腑的生理功能，尤其是停留于肺、脾、肾等与水液代谢密切相关的脏腑时，其功能受到影响，进而加重痰饮的生成，形成恶性循环。

痰饮是混浊之物，而人的心神在正常情况下应保持清净。因此，混浊的痰饮若随气上行，就容易蒙蔽清灵的脑窍，还会扰乱清净的心神，导致心神活动失常，进而出现头晕目眩、精神不振等表现。

健康加油站

中医学中有“百病多由痰作祟”的说法。痰饮可随气运行，流布全身，因此引发的病证繁多，人体各个系统的疾病都可能与痰饮有关。另外，痰饮停滞于体内时，还可能兼夹其他致病因素，往往病程较长、缠绵难愈。故而，痰饮导致的疾病常常具有变幻多端、病证错综复杂的特点。因此，需尽量采取措施，避免痰饮生成，防止痰饮相关病证发生。

二、痰饮的形成与哪些因素有关

外感六淫、七情内伤、饮食不节等因素，导致肺、脾、肾、肝及三焦等与水液代谢密切相关的脏腑功能失调，进而引发水液代谢障碍，最终形成痰饮。

听专家说

1. 外感、内伤皆可导致痰饮

痰饮的形成，多为外感六淫、七情内伤或饮食不节等因素，导致脏腑功能失调、气化不利、水液代谢障碍，水液停聚而成。

外感六淫：风、寒、暑、湿、燥、火

（热）之邪侵袭人体，会引发水液代谢障碍，进而化生痰饮。例如，风、寒、燥、火热之邪可犯肺，导致肺的宣发、肃降功能失常，滋生痰饮；暑湿之邪会困顿脾气，导致脾失健运，化生痰饮；外感湿邪易留滞体内；火邪伤人，则会灼炼津液，皆可形成痰饮。

七情内伤：喜、怒、忧、思、悲、恐、惊等情志失调，会导致脏腑气机运行失常，影响水液代谢而生成痰饮。例如，郁怒伤肝，导致肝气郁结，气的运行不畅，则水液运行受阻，化生痰饮；思虑过度伤脾，脾气失于健运，不能运化水液而化生痰饮；悲忧过度，耗伤肺气，肺气失于宣发，可使痰饮内生；惊恐伤肾致肾阳不足，不能蒸腾气化水液，也会化生痰饮。

饮食不节：是痰饮产生的重要原因。若饮食失宜，恣食肥甘厚味，会困顿脾气，使脾气失于运化，产生痰饮。

2. 痰饮的形成与肺、脾、肾、肝及三焦功能受损密切相关

肺、脾、肾、肝及三焦对水液代谢起着重要作用，故痰饮的形成，多与这些脏腑的功能失常相关。如肺失宣降，津液不布，水道不利，则水液聚积而生痰饮；脾失健运，水湿内生并凝聚，进而形成痰饮；肾阳不足，水液不得蒸化，停滞体内化生痰饮；肝失疏泄，气的运行不畅，津液停积而为痰饮；三焦水道不利，津液失布，亦能聚水生痰饮。

因此，凡与津液代谢密切相关的脏腑功能失调，以及对津液代谢有影响的致病因素，均可导致痰饮形成。

健康加油站

情志失调是导致痰饮产生的重要原因。喜、怒、忧、思、悲、恐、惊七情变化中，郁怒、思虑过度最容易导致痰饮的产生。思虑过度、闷闷不乐、常生闷气可使脾失运化，肝失疏泄。脾失运化则可生痰饮；肝失疏泄，气的运行不畅，也可使水液停聚化生痰饮。因此，调畅情志、保持情绪健康，能够有效预防痰饮病证的发生。

三、自然界的水湿会影响人体健康吗

自然界中的水湿过盛，超出人体正常的适应能力，就可能引发疾病。这类病证的产生，多是人体在气候潮湿、涉水淋雨、居处潮湿或水中作业等环境中，感受水湿这一致病因素导致的。

听专家说

自然界中的水湿属于阴邪，会损伤人体阳气，进而引发一系列病证。

1. 容易损伤人体阳气

水湿属阴，这类阴邪侵犯人体时，人体的阳气会奋起抗争，因此阳气容易受损。具体而言，自然界的水湿特别容易损伤脾阳，导致脾气运化失常，进一步引发水湿内生、停聚，出现腹泻、水肿、痰饮等病变。

2. 常出现“重”“浊”的表现

“重”是水湿的典型特征。水湿侵犯人体后，人体也常常表现出“重”的特征，例如，患者会有头身包裹、沉重的感觉，还会四肢酸楚、沉重等。水湿还有“浊”的特征。因此，水湿侵犯人体，还表现出分泌物和排泄物秽浊不清，例如，患者可出现面垢、眵多、小便混浊或滞涩不利、大便不成形甚至带脓血、皮肤湿疹渗液、妇女白带过多等表现。

3. 常阻碍气的运行，并有黏滞表现

水湿容易阻碍气的运行，导致脏腑气机升降失常，经络阻滞不畅。湿性黏滞，水湿侵犯人体，常呈现出分泌物和排泄物黏滞不爽的特征。例如，湿热痢疾表现为大便排泄不爽，淋证表现为小便滞涩不畅，以及汗出而黏、口黏、口中发甜、舌苔厚滑黏腻等。此外，由于湿性黏滞，易阻碍全身气的运行，气不行则湿不化，胶着难解，故湿邪为病，病势隐缓，病程较长，反复发作，或缠绵难愈。

4. “水往低处流”

水具有趋下的特性，所以水湿为

病常常侵犯人体下部，如水肿、湿疹、脚气等疾病以下肢较为多见。身体下部的病证，如小便混浊、泄泻、下痢、妇女带下等，多由湿邪下注所致。

健康
加油站

外湿和内湿可以相互影响，自然界的水湿侵犯人体，容易损伤脾的功能；脾的运化功能受损，又容易化生痰湿，即外湿引发内湿；痰湿停聚体内，继续困顿脾气，导致痰饮、水湿化生；脾气被困顿，又容易被自然界的水湿侵犯。加之水湿致病缠绵难愈，外湿与内湿相兼致病，会进一步增加疾病的复杂性。因此，在日常生活中，应该通过改善居住、工作环境以及加强锻炼等方式养护身体，尽量避免自然界中水湿的侵犯，防止痰饮水湿类病证发生。

四、如何判断痰湿体质

按照中华中医药学会发布的《中医体质分类与判定》标准，中国人的体质可以分为九种，分别是平和质、气虚质、阳虚质、痰湿质、湿热质、气郁质、血瘀质、阴虚质和特禀质。平和质是不偏不倚的最佳状态，是一种理想的体质类型；其余八种体质均属于偏颇体质，极容易出现亚健康及发生疾病，其中，痰湿体质是较常见的一种偏颇体质类型，与水液代谢关系最为密切。水液内停而痰湿凝聚是痰湿体质形成的根本原因，而黏滞、重浊则是痰湿体质的基本特点。

听专家说

1. 体质是综合特质

体质是在生命过程中，基于先天禀赋和后天获得形成的，体现在形态结构、生理功能和心理状态方面的综合且相对稳定的固有特质。体质的形成受先、后天两方面因素影响，特征涵盖形态结构、生理功能以及精神心理状态三个维度。体质具有相对稳定性，特征一旦形成便不会轻易改变。同时，体质又可调、可变，在中医理论指导下，可以开展针对不同体质的养生保健活动，从而改善体质，预防疾病。

2. 痰湿体质的特征

（1）形态结构特征： 体形肥胖，腹部肥满松软。

（2）精神心理特征： 性格偏温和，稳重恭谦，豁达，多善于忍耐。

（3）常见表现

主项： 面部皮肤油脂较多，多汗且黏，胸闷，痰多。

副项： 面部黄胖而黯，眼胞微浮，容易困倦，平素舌体胖大，舌苔白腻，口黏腻或甜，身重不爽，脉滑，喜食肥甘，大便正常或不成形，小便量少或微浑。

（4）对外界环境的适应能力： 对梅雨季节及潮湿环境适应能力差，易患湿证。

（5）发病倾向： 易患消渴、中风、胸痹等病证。

健康加油站

体质与疾病密切相关，体质会对某些致病因素表现出倾向性。痰湿体质者的水液代谢容易出现异常，痰、湿、饮等水液代谢障碍的产物会在体内停聚，所以在梅雨季节以及潮湿环境下，外界湿气较重时，该体质人群不仅容易产生不适感，还易受到自然环境中湿邪的侵袭。

痰湿在体内停聚，容易引发一系列痰湿相关病证。例如，痰湿停聚心脉，导致胸痹心痛；痰湿停聚于脑，痹阻脉络，引发中风；痰湿困顿脾气，造成水液代谢异常，引发消渴。这也意味着，痰湿体质者更容易发生冠心病、中风、糖尿病、高脂血症、代谢综合征、肥胖等疾病。所以，痰湿体质者应当有针对性地开展养生保健活动，积极改善体质，预防上述疾病的发生。

五、痰湿体质是怎样形成的

痰湿体质的形成，是先天和后天多种因素共同作用的结果。具体而言，痰湿体质的形成主要和先天遗传及后天不健康生活方式（特别是饮食不节）有密切关系。需要从先、后天多方面因素入手，对痰湿体质者进行健康管理。

听专家说

1. 成因

痰湿体质的形成，要么源于先天遗传，要么是后天过食肥甘厚味所致。先天遗传主要是继承了父母的体质，或与胎儿时期的成长环境有关。比如父母体内多痰，易导致其子女体内多痰而形成痰湿体质；孕妇在孕期膳食不均衡，摄入过多，导致胎儿营养过剩，可促进痰湿体质的形成；妊娠糖尿病等营养相关疾病对胎儿造成影响，也可能导致痰湿体质的形成。出生之后，在整个生命过程中，常常因为长期摄入过多饮食物，特别是摄入过多的肥甘厚味而导致痰湿停聚，最终形成痰湿体质。

2. 体质分析

痰湿泛于肌肤，则见体形肥胖，腹部肥满松软，面部黄胖而黯，眼胞微浮，面部皮肤油脂较多，多汗且黏；“肺为贮痰之器”，痰湿停聚于肺脏，导致肺气不能正常地宣发、肃降，影响呼吸，肺气无法正常布散水液，就会出现胸闷、痰多的症状；“脾为生痰之源”，甘味入脾，故痰湿体质者多喜食肥甘；痰湿困脾，阻滞气的运行，阳气不能向上升发，大脑及全身得不到阳气的推动与激发，则容易感到困倦，身体沉重不舒；痰浊上泛于口，则口黏腻或甜；脾湿内阻，影响到脾的功能，脾气不能将饮食物转化为精微和津液为身体所用，反而向下泄注，进而导致大便不成形，甚至大便中夹有未消化的食物，小便微混浊；因为水湿不运，所以小便量少；舌体胖大，舌苔白腻，脉滑，均为痰湿内阻之象。痰湿内盛，阳气内困，不易升发，故性格偏温和，稳重恭谦，豁达，多善于忍耐；痰湿内阻则易患消渴、中风、胸痹等病证。此外，痰湿内盛，同气相求，对梅雨季节及潮湿环境适应能力差，易患湿证。

健康
加油站

中医认为，酒为湿热之最，容易伤及脾阳，易助湿生痰。烟为辛热之魁，吸烟可以煎灼体内的津液，化生痰湿。长期吸烟饮酒、嗜食肥甘厚味，致脾失健运，湿聚痰生。可见，吸烟、嗜酒和饮食失调是造成痰湿体质的重要原因。因此，戒除不健康的生活习惯，建立健康的饮食习惯，是改善痰湿体质的关键。

六、赤小豆、薏苡仁真的能利水吗

如今，市场上有很多类似赤小豆薏苡仁茶、赤小豆荷叶茶等祛湿利水的产品，这些产品确实具有利水祛湿的功效，但并不是所有人群均适用，需要结合个人的体质和病情来选用。

听专家说

1. 赤小豆、薏苡仁具有利湿的功效

赤小豆是中医临床经常使用的药食同源谷物。也就是说，赤小豆既是食物，也是治疗疾病的药物。赤小豆最主要的功效是利水。我国现存最早的药物学著作《神农本草经》中记载赤小豆“主下水”。世界上现存最早的中医食疗专著《食疗本草》中记载用赤小豆“和鲤鱼烂煮食之”，能够治疗全身水肿、腹水等病证。

薏苡仁味甘、淡，性质偏凉。甘味能补脾，淡味能利水，凉性可清热。因此，薏苡仁具有健脾、清热、利湿等功效。

赤小豆和薏苡仁搭配使用，能够起到健脾、利湿的作用，适合痰湿体质的调理，也可用于痰湿病证的辅助治疗。

2. 赤小豆、薏苡仁使用需辨体质

虽然赤小豆有利水的功效，但是如果过量使用，或者使用者体内无痰湿，则会耗伤体内的津液，引发口渴、干燥等不适。所以，南朝名医陶弘景也指出，赤小豆“性逐津液，久食令人枯燥”。

薏苡仁性偏寒凉，体内痰湿兼有阳气不足或有寒邪者不可食用。《神农本草经疏》有言“因寒转筋，脾虚无湿者忌之”，另外，女性在妊娠期也不建议食用薏苡仁。

健康加油站

薏苡仁又名薏米、薏仁、苡仁等，有健脾、利水、祛湿的功效。薏苡仁性偏寒凉，经炒制后，其水分会散失，寒凉之性会减弱，药性也会趋于平和；同时，薏苡仁炒制后，健脾止泻的功效也会更加突出。

第四节 水与消渴

一、什么是消渴

消渴是以多饮、多食、多尿，或伴体重减轻甚至消瘦为主要临床表现的病证。消渴是中医的病名，西医的糖尿病、尿崩症等疾病，常常表现出消渴的症状，可以参照消渴的诊疗思路进行治疗。

听专家说

消渴的发生，主要与先天禀赋不足、饮食不节、情志失调、劳欲过度及其他因素有关。

1. 先天禀赋不足

先天禀赋不足，是引起消渴的重要内在因素。九种体质中，阴虚体质者本身阴液不足，容易罹患消渴。

2. 饮食不节

长期过食肥甘、醇酒厚味、辛辣香燥之品，会损伤脾胃，导致脾胃运化功能失常，饮食水谷无法被正常运化，进而产生痰湿，积于胃中，日久酿成内热，热则耗伤津液，且消耗谷食。津液耗伤则口渴，渴则多饮；谷食消耗则易饥，饥则多食。因此，发为消渴。

3. 情志失调

长期受到过度的精神刺激，如郁怒伤肝导致肝气郁结，或心气郁结、劳心竭虑等，均可致郁久化火，火热内燔，消灼肺胃的津液而发为消渴。可见，情志失调、五志过极是发生消渴的重要因素。

4. 劳欲过度

房事不节，劳欲过度，会造成肾精亏损，阴不制阳，虚火内生，则火因水竭而愈烈，水因火烈而愈干，终致肾虚、肺燥、胃热俱现，发为消渴。

5. 其他

过量服用温燥类药物，如壮阳类药物，或久病后误服温燥性质的药物，致使燥热内生，津液被燥热煎熬耗损，发为消渴。

健康 加油站

消渴起病缓慢，病程漫长，以多尿、多饮、多食，倦怠乏力、形体消瘦，或尿有甜味为证候特征，但患者“三多”症状的显著程度有较大差异。消渴患者的多尿，表现为排尿次数增多，尿量增加，部分患者是因夜尿增多而发现患病的；与多尿同时出现的是多饮，患者饮水量和饮水次数会明显增多；同时，患者会多食易饥，食量超出常人，却常感疲乏无力，日久则形体消瘦。但现代的消渴患者，有的则在较长时间内表现为形体肥胖。

二、消渴与哪些脏腑有关

消渴发病的关键在于津液不足、燥热偏盛，主要和肺、脾胃、肾有关。不同阶段和类型的消渴，其病机不同，临床表现各异。因此，在消渴的预防和治疗过程中，应当根据病因病机的不同，采用不同的方法进行干预和管理。

听专家说

1. 阴虚燥热为关键病机

消渴发病的关键是阴液亏损、燥热偏盛。该病以阴虚为本，燥热为标，两者互为因果，阴愈虚则燥热愈盛，燥热愈盛则阴愈虚。

2. 肺、脾胃、肾为主要相关脏腑

消渴与五脏均有关联，病位主要在肺、脾胃、肾，其中尤以肾为关键，虽

可有所偏重，但往往又互相影响。

肺：主气，通过宣发、肃降布散津液。若肺受燥热所伤，则津液不能布散而直趋下行，随小便排出体外，故小便频数量多；肺不布散津液到头面，则口渴多饮。

脾胃：胃为水谷之海，主腐熟水谷；脾为后天之本，主运化，为胃行其津液。脾胃受燥热所伤，胃火炽盛，脾阴不足，则口渴多饮，多食善饥；脾气虚不能转输水谷精微，则水谷精微下流注入小便，故小便味甘；水谷精微不能濡养肌肉，故形体日渐消瘦。

肾：为先天之本，主藏精而寓元阴元阳。肾阴亏虚则虚火内生，上燔心肺则烦渴多饮，中灼脾胃则胃热消谷。肾失濡养，开阖固摄失权，则水谷精微直趋下泄，随小便而排出体外，故尿多味甜。

消渴虽有在肺、脾胃、肾的不同，但常常互相影响，如肺燥津伤，津液失于敷布，则脾胃不得濡养，肾精不得滋助；脾胃燥热偏盛，上可灼伤肺津，下可耗损肾阴；肾阴不足则阴虚火旺，亦可上灼肺胃，终致肺燥、胃热、肾虚。

消渴日久，则易发生以下两种病理转变：一是阴损及阳，阴阳俱虚。消渴虽以阴虚为本，燥热为标，但由于阴阳互根，阳生阴长，若病程日久，阴损及阳，则致阴阳俱虚，其中又以肾阳虚和脾阳虚较为多见。二是病久入络，血脉瘀滞。消渴是一种病及多个脏腑的疾病，影响气血的正常运行，且阴虚内热，耗伤津液，会使血行不畅而致血脉瘀滞。血瘀既是消渴的重要病理变化，也与消渴多种并发症的发生密切相关。

健康 加油站

消渴患者初起时“三多”症状可能不显著，病久常并发眩晕、肺痨、胸痹心痛、中风、雀目、疮痈等，严重者可见烦渴、头痛、呕吐、腹痛、呼吸短促，甚或昏迷厥脱危象。由于本病的发生与禀赋不足有较为密切的关系，故消渴患者的家族史可作为诊断的参考依据。

三、消渴如何治疗

消渴发病的关键是阴虚为本、燥热为标，故清热润燥、养阴生津为本病治疗的根本法则。消渴的发生与肺、脾胃、肾等脏腑功能失调密切相关，因此消渴的预防与治疗应当重点从肺、脾胃、肾入手，进行相应调理和干预。

听专家说

本病初起，多以燥热为主；病程较长者，则阴虚与燥热并见；病久则以阴虚为主。因此，治疗消渴需立足滋肾养阴，燥热甚者，可辅以清热，消渴病久出现阴损及阳者，则宜阴阳双补。

1. 肺热津伤证

临床表现：烦渴多饮，口干舌燥，尿频量多，舌边尖红、苔薄黄，脉洪数。

治法：清热润肺，生津止渴。可选用消渴方。

分析：消渴方重在清热降火、生津止渴，由黄连、天花粉、人乳汁（或牛乳）、藕汁、生地黄汁、姜汁、蜂蜜等药物及食物组成。黄连清热泻火，天花粉清热生津。人乳、牛乳、藕汁、生地黄汁、蜂蜜、姜汁等具有滋养津液的作用。

2. 胃热炽盛证

临床表现：多食易饥，口渴，尿多，形体消瘦，大便干燥，舌苔黄，脉滑实有力。

治法：清胃泻火，养阴增液。可选用玉女煎。

分析：玉女煎为清热剂，具有清脏腑热、清胃热、滋肾阴之功效，由石膏、熟地黄、麦冬、知母、牛膝组成。石膏清热泻火，熟地黄、麦冬养阴，知母清热生津，牛膝导热下行、补肝肾。

3. 肾阴亏虚证

临床表现：尿频量多，尿液混浊如脂膏，或尿甜，腰膝酸软，乏力，头晕耳鸣，口干唇燥，皮肤干燥、瘙痒，舌红苔少，脉细数。

治法：滋阴补肾，润燥止渴。可选用六味地黄丸。

分析：六味地黄丸滋阴补肾，由熟地黄、酒山茱萸肉、山药、牡丹皮、茯苓、泽泻组成。

4. 阴阳两虚证

临床表现：小便频数，尿液混浊如膏，甚至饮一溲一，面容憔悴，耳轮干枯，腰膝酸软，四肢欠温，畏寒肢冷，男子可见阳痿，女子则月经不调，舌淡白而干，脉沉细无力。

治法：温阳滋阴，补肾固摄。可选用金匮肾气丸。

分析：金匮肾气丸具有温补肾阳的功效，系六味地黄丸并用附子、肉桂而成。

健康加油站

消渴多伴随瘀血的病理变化，故对于上述各种证型，尤其是对于舌质紫暗，或有瘀点瘀斑，脉涩或结或代，及兼见其他瘀血证候者，均可酌加活血化瘀药，如丹参、川芎、郁金、红花、山楂等。

（刘铜华　向 楠）

第七章 不同人群科学饮水

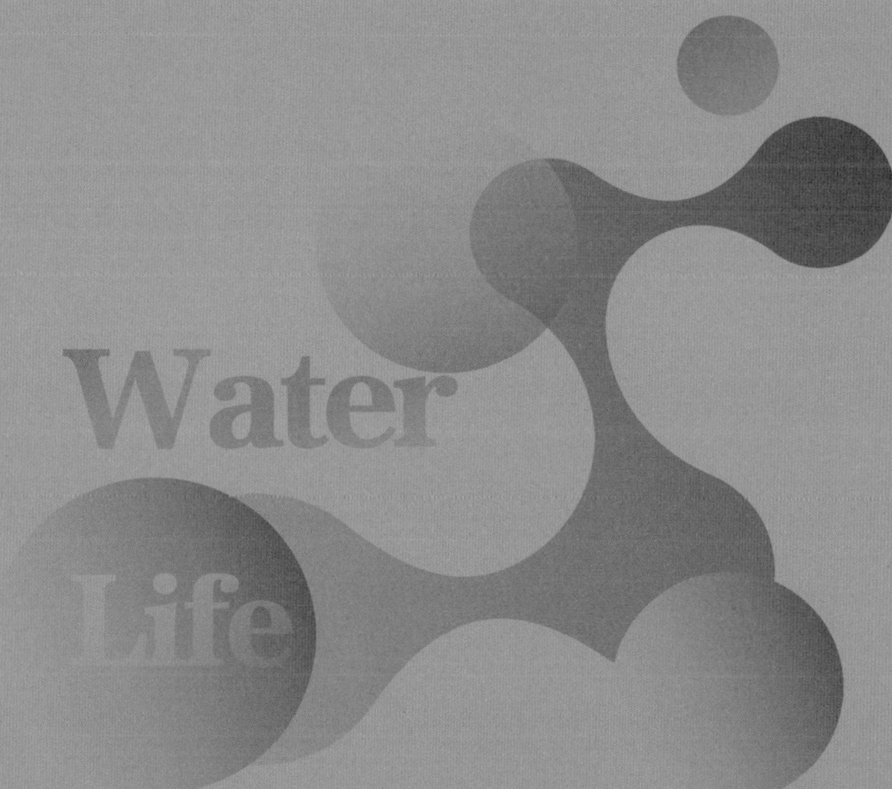

第一节 婴幼儿科学饮水

一、0~6 月龄婴儿需要喝水吗

纯母乳喂养的 0~6 月龄婴儿，不需要额外补充水分。

新手家长在养育宝宝的时候会遇到各种困惑，对宝宝的饮食问题尤为关注。医生建议宝宝刚出生后喝母乳或配方奶，不需要额外补充水分，新手家长听完后心里会打满问号，也很质疑这一建议的科学性，认为水是人类生存的必需物质，婴儿理应喝水！那么，0~6 月龄的婴儿真的需要喝水吗？

听专家说

《中国居民膳食指南（2022）》在 0~6 月龄婴儿喂养的建议中，也提及“纯母乳喂养的婴儿一般不需要再额外喝水”。这是为什么呢？

1. 纯母乳喂养的婴儿可从母乳中获得充足水分

母乳是 6 个月以内的宝宝最完美、最有营养的食物。纯母乳喂养可以满足 6 月龄内婴儿对水和各种营养物质的需求，且母乳的含水量达到 85%~90%，所以，纯母乳喂养的婴儿一般不需要再额外喝水。婴儿也可以根据自己的需求，通过调节吸吮母乳的次数和吸吮量来保证水的摄取。如果无法母乳喂养，采用婴幼儿配方奶粉喂养时，只要严格按照冲泡比例冲调，配方奶的含水量也高达 90%。因此，只要按需喂养，健康的宝宝是不会口渴、缺水的。

2. 特殊情况下，需要额外补充水分

不给小婴儿喂水也并非绝对原

则，有几种特殊情况还是需要额外给宝宝喂水的。

（1）0~6月龄的宝宝在夏季天气炎热的情况下，或者在温暖环境下过度衣着和包裹，宝宝出汗多且发现宝宝纸尿裤上的尿渍明显发黄，应适当给宝宝喂点儿水，建议一次不超过15mL。如果宝宝出现不喝母乳但接受喝水的情况，也应该及时给宝宝调整衣着，避免宝宝过热，而不是维持原有衣物并大量给宝宝补水。

（2）如果宝宝因呕吐、腹泻、发热导致严重脱水，此时家长应在医生的指导下补水，通常会使用口服补液盐。

健康
加油站

正常情况下，6个月内的宝宝无论是吃母乳还是喝配方奶，都不需要额外喂水；遇到出汗多的情况，应该及时寻找原因；宝宝生病时，应该按照医嘱补盐补液。

二、0~6月龄婴儿水喝多了对健康有影响吗

纯母乳喂养的婴儿一般不需要再额外喝水。如果无法母乳喂养，严格按冲泡比例冲调婴幼儿配方奶粉的情况下，健康的宝宝也是不会口渴的。这个阶段的婴儿如果喝水过多，会给肾脏造成负担，还可能引起电解质紊乱、造成营养不良等问题。

听专家说

除母乳外，给宝宝大量喝水，反而可能会对宝宝的健康造成一些不利影响。

1. 增加宝宝肾脏负担

宝宝的肾脏发育尚未完善，浓缩、稀释功能并不健全，如果喝水太

多，会增加宝宝肾脏负担。如果水分排出不畅，还可能导致宝宝出现浮肿。

2. 引起宝宝电解质紊乱

婴儿体内水占体重的比例较大，单位体重的基础代谢率高于成人，而肾脏功能发育尚未成熟，更容易发生体液和电解质紊乱，适宜的水摄入量对婴幼儿尤其重要。一旦出现电解质紊乱，可能会影响心脏、肌肉和神经系统的正常运作。

3. 容易造成宝宝营养不良

喝奶的宝宝喝水后，可能会减少喝奶量，并且消化液被稀释，长期下去容易造成宝宝营养不良。对于母乳喂养的宝宝，过量饮水会导致母乳分泌量减少，造成回乳。

对于 0~6 月龄的婴儿来说，过多摄入水分会对他们的健康产生不良影响。因此，父母在喂养婴儿时应遵循医生的建议，确保婴儿获得足够的水分和营养。同时，也要密切关注婴儿的身体状况，如果出现任何异常症状，应及时就医。

在养育婴儿的过程中，父母需要不断学习和了解婴儿的生长发育特点，为其提供科学、合理的照护。对于水分摄入问题，父母应该根据婴儿的实际情况和医生建议合理安排，保障婴儿健康成长。

健康加油站

健康的 0~6 月龄宝宝不需要额外喂水。家长如果想知道婴儿是否缺水，可以观察婴儿的尿液。如果婴儿的尿液是淡黄色或无色的，说明宝宝并不缺水；如果婴儿的尿液颜色发黄或尿量减少，也不能盲目补水，可以适当增加宝宝喝奶量，如果过分担心，可以向医生求助。

三、7~12 月龄婴儿需要多少水分

7~12 月龄的婴儿逐渐开始添加辅食，这一过程中可以适当饮用一定量的水。适量的水分摄入对婴儿的生长发育至关重要，但过量饮水可能会带来一系列问题。

听专家说

0~6 月龄的健康宝宝通常不需要再额外补充水分，那么 7~12 月龄的宝宝又该如何健康饮水呢?

1. 7~12 月龄婴儿饮水量的建议

7~12 月龄的宝宝，随着辅食的添加，可以适当饮用一定量的水，但每日饮水量不建议超过 200mL。7~12 月龄婴儿，母乳的平均摄入量约为 600mL/d，由母乳提供的水分约为 540mL/d，由添加辅食和饮品提供的水分约为 330mL/d，从而计算出此阶段婴儿的总水适宜摄入量约为 900mL/d。如果摄入过多水分，仍然可能导致宝宝摄入的奶量减少，不利于生长发育，并且此时宝宝各系统尚未发育成熟，饮水过多也可能增加他们的肾脏负担。

2. 如何安排 7~12 月龄婴儿的饮水量

关注宝宝身体反应：如果宝宝出汗较多或天气炎热，可以适当增加饮水量；如果宝宝尿量充足，大便正常，就不需要额外增加饮水量。具体饮水量还要根据宝宝的体重、活动量、天气等因素灵活调整。

选择合适的饮水容器：7~12 月龄的婴儿可以使用鸭嘴杯或吸管杯喝水，方便他们自己握持和饮用。

注意水的温度与卫生：给宝宝喝的水应该是温开水或凉开水，避免过冷或过热的水刺激宝宝的胃肠道。同时，要确保水源的清洁和安全，避免给宝宝喝生水或未经消毒的水。

健康加油站

适当饮水对于7~12月龄的婴儿来说是非常重要的。家长要根据宝宝的实际情况合理安排饮水量和饮水时间，避免饮水过量或不足。同时，还要关注宝宝的饮食均衡与营养摄入，为他们健康、茁壮成长打下坚实基础。

不要在喂奶前或喂奶后立即给宝宝喝水，否则会影响宝宝的食欲，也会减少其奶量摄入。如果宝宝不喜欢喝水或喝水后出现不适，要及时调整饮水量和饮水时间，并咨询医生的建议。

四、1岁以内婴儿可以喝蜂蜜水吗

1岁以内婴儿不可以喝蜂蜜水，这是为什么呢？

听专家说

1. 蜂蜜是大家喜爱的食品之一，不仅味道香甜、口感润滑，而且营养丰富，含有多种氨基酸，铁、钙、铜、锰、钾、镁、磷等矿物质，维生素 B_1、维生素 B_2 等维生素，以及果糖、葡萄糖、淀粉酶、氧化酶、还原酶和其他有益健康的成分。

2. 尽管蜂蜜美味且富含多种营养素，但部分人群仍需少食用或不食用蜂蜜，其中未满1岁的婴儿就不宜食用蜂蜜。蜂蜜在酿造、运输与储存过程中，易受到肉毒梭菌的污染，而婴儿的胃肠道缺乏正常菌群的保护，食入肉毒梭菌芽孢后，芽孢会在肠道中繁殖，并产生毒素，进而引发中毒。

健康加油站

为了避免蜂蜜中可能存在的肉毒梭菌芽孢对婴儿的健康造成危害，1岁以内的婴儿不宜饮用蜂蜜水。

五、1~3岁幼儿需要多少水分

随着宝宝不断成长，身体所需要的营养逐渐增加，饮水量也应相应增加。1~2岁幼儿母乳平均摄入量约为530mL/d，由母乳提供的水分约为480mL/d。我国推荐1~2岁幼儿总水适宜摄入量为1 300mL/d，3岁儿童总水适宜摄入量同样定为1 300mL/d。

听专家说

在1 300mL的总水适宜摄入量中，如果按每日饮奶500mL、一日三餐摄入水分约500mL计算，那么剩余约300mL的水分需要通过额外喝水来补充。家长可以根据实际情况对饮水量进行适当调整。

1. 根据实际情况关注孩子的饮水需求

体重与水分需求：体重较重的孩子可能需要更多水分来维持身体正常功能。

活动量与水分需求：活泼好动的孩子出汗较多，因此需要补充更多水分来弥补体液流失。

气候条件与水分需求：在炎热的天气下，孩子可能出汗会更多，从而需相应增加水分摄入。

膳食结构与水分需求：如果孩子的饮食中包含大量富含水分的食物，如水果、蔬菜等，那么他们对额外水分的需求可能会相对减少。

2. 保证孩子足量饮水，家长应该这样做

鼓励孩子多喝水：家长可以定期提醒孩子喝水，或者通过设计有趣的游戏、设置奖励机制等方式，激励孩子

主动喝水。

提供适合孩子饮用的水源：确保给孩子提供安全、卫生的饮用水，避免给他们喝含糖饮料或碳酸饮料。

注意饮食中的水分摄入：在孩子的饮食中增加富含水分的食物，如西瓜、橙子、黄瓜等，通过饮食补充水分。

关注孩子的排尿情况：如果孩子排尿频繁且尿液颜色较浅，通常说明他们的水分摄入是充足的。相反，如果孩子排尿次数减少且尿液颜色较深，则可能需要增加水分摄入。

健康加油站

很多家长认为果汁营养丰富，喜欢给孩子喝果汁，但是果汁中含有大量的“游离糖”，容易导致孩子糖分和热量摄入超标，进而引发肥胖、龋齿等问题。所以，千万不能把果汁当水喝，仅可让孩子适量饮用。

第二节 学龄前儿童科学饮水

一、4~6 岁儿童需要多少水分

水，作为生命之源，对于正处于生长发育黄金期的儿童来说尤为重要。儿童体内水含量会随年龄增长而逐渐降低，但仍高于成年人。同时儿童生长发育迅速，代谢比较旺盛，炎热天气下运动时容易出现体温快速升高。因此，儿童需保持充足的水分摄入，以满足机体的需要。

听专家说

4~6 岁儿童每日适宜饮水摄入量为 800mL。

1. 如何让孩子喝够水

定时提醒孩子喝水：这个阶段的孩子往往会因为玩耍而忘记喝水，家长可以在儿童日常活动中定时提醒其喝水，让孩子养成良好的饮水习惯。

给孩子准备好看的水杯：儿童喜欢色彩鲜艳、造型可爱的水杯，家长可以为儿童准备这类水杯，提升孩子喝水的兴趣。

合理安排饮食：儿童的饮食中需包含足够的水分，家长可以给儿童多吃水果、蔬菜等富含水分的食物。

同时，家长也应该注意，不要在饭前给儿童喝太多水，以免影响食欲和消化功能。最佳饮水时间是早晨、午睡起床后以及活动过程中，在这些时间段儿童的身体需要补充更多水分来弥补流失的体液。

2. 建议少喝或不喝含糖饮料

4~6 岁儿童需要慎重选择饮水类型，首选白开水，应该少喝或不喝含糖饮料。一瓶含糖饮料的含糖量通常为 20~50 克。过量饮用含糖饮料会增加龋齿和慢性疾病（如肥胖、2 型糖尿病等）等的风险，对健康不利。另外，经常喝含糖饮料还会让孩子形成对糖的嗜爱。

健康 加油站

4~6 岁儿童的消化能力相对较弱，饮食中应含有较多的水分以助于消化，饮水的比例可以适当减少。

二、4~6 岁儿童吃饭时可以喝水吗

4~6 岁儿童吃饭时可适量喝水，但不建议大量饮用。

听 专家说

关于吃饭时可不可以喝水这个问题，一直存在着不同的看法和争议。其实，适量喝水并不会稀释胃液，也不会影响食物的消化吸收。因为食物本身就含有大量水分，比如蔬菜、瓜果中的水分含量甚至超过 80%。所以，在吃饭的过程中，即使不喝水，也会有水分随着食物进入胃肠道。

1. 为什么不建议孩子吃饭时大量喝水

对于 4~6 岁的儿童来说，虽然理论上吃饭时喝水并不会对消化吸收产生显著影响，但仍不建议在吃饭时大量喝水。这是因为该年龄段孩子的消化系统尚未完全成熟，大量喝水会稀释消化液，进而可能影响消化过程。

在这个年龄段，孩子正处于生长发育的关键时期，保证每日的营养摄入至关重要。吃饭时大量喝水会增加饱腹感，可能会影响孩子对正餐食物的摄入，进而导致无法获得足够的营养。

2. 如何避免孩子养成吃饭时大量喝水的习惯

4~6 岁的孩子已有主动喝水的意识，家长应该从小培养孩子主动、规律喝水的习惯。可以在孩子起床后、游戏间歇、睡前等时段提醒他们喝水，这样孩子在吃饭时就不会因过度口渴而大量饮水。

健康加油站

虽然不建议孩子吃饭时大量喝水，但可以在餐前、餐间和餐后适量饮水。除白开水外，也可以为孩子提供牛奶、豆浆等营养丰富的饮品，作为补充水分和营养的好选择。

三、4~6 岁儿童可以喝含乳饮料吗

不建议 4~6 岁儿童喝含乳饮料。现在市面上的饮料种类繁多，其中有一大类是含乳饮料，含乳饮料因为口味比牛奶丰富，深受小朋友的欢迎。很多家长也认为含乳饮料中含有奶，既然孩子喜欢，就当牛奶喝吧！但从营养价值来说，含乳饮料真的和牛奶一样吗？

听专家说

（1）含乳饮料是指以乳或乳制品为原料，添加或不添加其他食品原辅料和 / 或食品添加剂，经加工或发酵制成的制品，如配制型含乳饮料、发酵型含乳饮料、乳酸菌饮料等。多数含乳饮料为加水制成，从配料表中可

以看出，除鲜牛奶外，水往往排在第一位，其他成分还有甜味剂、果味剂等。

（2）纯牛奶是由健康奶牛生产的新鲜优质牛奶，经有效加热杀菌处理后分装出售的饮用奶。根据加热杀菌的温度和时间不同，又可分为巴氏杀菌奶、超高温灭菌奶等。不同品种的奶牛或者吃不同饲料的奶牛所产的奶，成分可能会有差异，但无论何种奶源的牛奶，都富含蛋白质、脂类、碳水化合物（乳糖），同时含有钙、磷、铁、锌、铜、锰、钼等丰富的矿物质，其中钙含量尤为突出，且钙磷比例适宜，利于人体对钙的吸收。纯牛奶的配料表中，牛乳始终排在第一位。

（3）从营养成分来看，每 100 克牛奶一般含有 3 克蛋白质，每 100 克含乳饮料仅含 0.9 克蛋白质。含乳饮料的口感会比纯牛奶丰富，小朋友们喜欢喝，但营养价值远不及牛奶。建议家长从小培养孩子喝“奶”的习惯，而且要保证喝的是真正的奶哦！

健康加油站

含乳饮料含糖量高，且蛋白质含量低于真正的乳制品，因此不建议 4~6 岁儿童饮用含乳饮料。

四、如何帮助 4~6 岁儿童足量饮水

水是生活中最常见的物质，但其重要性却常常被忽视。水能够调节电解质平衡、参与营养物质的新陈代谢、调节体温等，是维持人体正常生理功能的关键。儿童新陈代谢旺盛、日常活动量也更大，对水的需求量相对较高。对于儿童来说，白开水是最适宜的水分来源，家长应该做好榜样，帮助孩子培养良好的饮水习惯，从而助力儿童实现足量饮水。

听专家说

如何培养孩子喝白开水的习惯？

1. 了解水与健康的相关知识

家长需充分认识水对维持人体正常生理功能和健康的重要意义，树立足量饮水的意识；同时，家长应该在日常生活中向孩子普及水与健康的知识，引导孩子主动饮水。

2. 减少或避免喝含糖饮料

含糖饮料会增加儿童龋齿、肥胖的风险；另外，经常喝含糖饮料还会让孩子形成对糖的嗜爱。家长要避免在家中给孩子准备含糖饮料，并可通过食育教育让孩子认识到含糖饮料的危害，从而减少或避免喝含糖饮料。

3. 家长要树立榜样的作用

家长对孩子的影响具有潜移默化的作用，应在日常生活中养成喝白开水的习惯，让孩子耳濡目染，进而主动喝白开水。

4. 在家常备白开水

家中应该经常准备好白开水，让孩子简单地就能获取白开水。

5. 可用水做成有味道且健康的饮品

有些孩子认为白开水没有味道，不喜欢喝，家长可自制豆浆等健康有味的饮品，给孩子饮用。

健康加油站

家长做好榜样，并帮助孩子认识到水的重要性，多喝白开水，不喝或少喝含糖饮料，培养良好的饮水习惯，有助于帮助儿童实现足量饮水。

第三节 学龄儿童科学饮水

一、学龄儿童需要多少水分

不同年龄、不同性别的学龄儿童，需要的饮水量是不同的。学龄儿童是指满 6 岁至不满 18 岁的未成年人。学龄儿童处于特殊生理阶段，生长发育迅速，需要充足的营养支撑健康成长。同时，学龄期也是一个人饮食行为和生活方式形成的重要时期，从这个阶段开始培养健康的饮食与生活习惯，能让孩子受益终身。

听专家说

1. 儿童应该喝多少水

不同年龄、不同性别的学龄儿童，饮水量需求各不相同。

6 岁：800mL/d。

7~10 岁：1 000mL/d。

11~13 岁：男童 1 300mL/d，女童 1 100mL/d。

14~17 岁：男生 1 400mL/d，女生 1 200mL/d。

为了方便记忆，可以简单概括如下。

6~10 岁儿童，4~5 杯 / 天。

11~17 岁儿童，6~7 杯 / 天。

2. 儿童科学饮水很重要，小朋友们要喝够水、喝对水

儿童生长发育迅速，新陈代谢旺盛，在炎热天气或运动时，体温容易快速上升。因此，儿童需保持充足的水分摄入，以满足机体的需要。随着青春期的到来，男生和女生的生理特点差异逐渐明显，水摄入量差异也随之变大。

多项研究结果表明，儿童饮水不足会使认知能力降低，如反应变慢、注意力不集中、短时记忆力下降等；还会导致体能下降，如运动时体力恢复慢、耐力下降等；同时会增加泌尿系统疾病（如尿路感染）的发病风险；儿童若养成不爱喝水的习惯，成年后也难以改变，还会增加患心血管疾病的风险。所以，儿童饮水问题需引起重视。

健康加油站

饮水应首选白水。白水经济实惠，且不含能量，是最佳选择。

饮水应该分配在一天中的各个时段，遵循少量多次的原则，每次饮用 100~200mL（大约 1 杯），建议在进餐前 30 分钟饮水，早、晚各饮用一杯水，其余时间可均匀分配饮水量。

二、含糖饮料可以替代水吗

含糖饮料含有较高的糖分，经常饮用会增加儿童龋齿等疾病风险，因此不能替代水。

听专家说

1. 什么是含糖饮料

含糖饮料是指在制作饮料的过程中人工添加糖，且含糖量在 5% 以上的饮料。目前我国饮料市场中，超过半数的饮料是含糖饮料。含糖饮料的主要配料为水和添加糖，其营养成分比较单一，主要是水和碳水化合物，蛋白质、维生素、矿物质等营养物质含量极少，营养价值较低，且添加糖的含量偏高。

2. 过量饮用含糖饮料有哪些危害

过量饮用含糖饮料会增加龋齿和肥胖、2型糖尿病等慢性疾病的发病风险，对健康造成不利影响。

龋齿：饮用含糖饮料后如果没有及时刷牙或漱口，口腔里的细菌可以使残留的糖分发酵，引发牙菌斑的形成，进而发展为龋齿。此外，碳酸饮料本身具有一定的酸度，长期饮用会酸蚀牙齿，也会增加龋齿的发病风险。

肥胖：含糖饮料的能量较高，饮用含糖饮料会直接导致能量摄入超标，增加肥胖风险。另外，含糖饮料的饱腹感一般较差，部分饮料因其风味独特，能够刺激食欲，容易增加其他食物的摄入量，导致肥胖的发生。

2型糖尿病：多项国内外研究发现，喝含糖饮料越多、越频繁的人，患2型糖尿病的风险越高，即使排除能量摄入、体重及其他膳食相关因素的影响，这种关联依然存在。

3. 为什么要少喝或不喝含糖饮料

研究表明，控制游离糖的摄入能带来诸多健康益处，如降低肥胖、心脑血管疾病以及肥胖相关癌症的发病风险。世界卫生组织发布的《成人和儿童糖摄入量指南》建议，全生命周期都应减少游离糖摄入量。成人和儿童的游离糖摄入量需控制在总能量的10%以内，如果能进一步控制在5%以内，将给健康带来更多益处。《中国居民膳食营养素参考摄入量（2023版）》提出，成人和儿童每日可接受的游离糖摄入量应低于50克。市面上普通碳酸饮料的含糖量为11~12g/100mL，即每天喝一瓶550mL装的碳酸饮料，摄入的糖就已经超标了。因此，应当少喝或不喝含糖饮料，更不能用含糖饮料替代水。

白水廉价易得，安全卫生，不增加能量，不用担心“添加糖”带来的健康风险，建议首选白水；包装饮用水，如矿泉水等，也可以酌情选用，但不建议经常饮用纯净水。如果儿童不喜欢喝没有味道的白水，可以在水中加入1~2片新鲜柠檬片、3~4片薄荷叶等增加水的色彩和味道，也可以自制一些传统饮品，如绿豆汤、酸梅汤等，注意不要添加糖。

三、哪些食物可以帮助补充水分

常见含水量较高（≥80%）的食物主要有蔬菜类、水果类、奶类等。

听专家说

1. 除饮水外，从食物中获得水分也是很重要的补水途径

在不同饮食文化背景下，人们通过食物摄入的水分量差异显著。研究发现，欧美国家居民从食物中摄入的水分量占每天水分摄入总量的20%左右，而我国居民从食物中摄入的水分量占比更高，为40%~50%。这可能与膳食模式和烹饪方式不同有关。欧美国家居民膳食以肉类等含水量低的食物为主，而我国居民膳食以含水量相对较高的植物性食物为主。食物的烹调方式也会对食物水分产生影响，我国居民的烹调方式以蒸、炖、炒最为多见，不仅较好地保留了食物中原有的水分，在加工时还会额外添加水分；而西式快餐多以炸、煎等方式烹调食物，通过高温快速脱去食物中的大部分水分。

2. 不同食物种类含水量不同

常见含水量较多（≥80%）的食物主要有蔬菜类、水果类、奶类等。

3. 不同烹饪方式对食物水分含量的影响不同

烹饪方式主要包括蒸、炖、烩、汆、焖、烧、煮、卤、炸、烤等。

蒸：是以水沸后产生的水蒸气为传热介质，使食物熟化的烹调方法。原料在加热过程中处于封闭状态，直接与蒸汽接触，一般加热时间较短，水分不会大量蒸发。

炖：分为隔水炖和不隔水炖，汤汁一般比较多，食物水分流失较少。

焖：将原料加工以后，加入适量的汤汁，再继续烹调的方法，食物水分流失较少。

煮：将原料放入足量汤水中，经不同时长加热，待原料熟化时，即可出锅的方法，食物水分流失较少。

炸：将原料完全浸入油中加热，把水分脱干，油炸可使食物中的大部分水分流失。

烤：将加工处理好或腌渍入味的原料置于烤具内部，通过明火、暗火等产生的热辐射进行加热的技法总称。原料经烘烤后，水分会蒸发掉大部分。研究表明，烘烤食物的含水量一般在40%以下。

研究显示，我国居民膳食以植物性食物为主，且烹调方式以蒸、炖（煮）、炒等最为多见，可以保留食物中的大部分水分，还会在加工过程中为食物添加水分。就蔬菜来说，对蔬菜进行蒸煮后水分含量会有所升高，但并非蒸煮时间越长，蔬菜中水分含量越高。蒸煮2~3分钟时，大部分蔬菜水分含量最高；蒸煮4分钟时，部分蔬菜水分含量降低。炒制具有高温、短时的特点，因此炒制使蔬菜中水分含量大幅降低，尤其是菠菜、红苋菜等质地柔软的叶菜类且炒制的温度越高、时间越长，蔬菜水分流失就越多。对于禽畜肉而言，烘烤后的食物水分含量低于煎炸后的食物，煎炸后的食物水分含量又低于蒸煮后的食物。

健康加油站 常见含水量较多（≥80%）的食物主要有蔬菜类、水果类、奶类等，建议多采用蒸、煮、炖的烹饪方式。

四、如何帮助学龄儿童足量饮水

《2015—2017年中国居民营养与健康状况监测报告》显示，我国7~17岁学龄期儿童青少年饮水不足率高达57.8%。

若想让孩子喝足水，需要学校、家长和孩子共同努力，一方面鼓励孩子多喝水，帮助孩子养成良好的饮水习惯；另一方面也要注意避免孩子过量饮水，防止给身体造成负担。

听 专家说

调查显示，导致孩子处于脱水状态的因素包括学校饮水设备不完善、课业负担重、课间休息时间不足、卫生间距离较远等。此外，孩子对饮水不足的危害认识不够、担心喝水太多导致上课期间想去厕所、课间贪玩忘记喝水等，也是其饮水不足的常见原因。因此，让孩子喝足水需要学校、家长与孩子三方共同努力，齐力配合。

1. 校园里的饮水文化

完善校园饮水设施：确保每个教室和活动区域都配备方便取用的饮用水设施，并定期进行检查和维护。

课间饮水提醒：利用课间休息时段，通过广播或老师提醒，鼓励孩子们喝水，不要因为孩子想上厕所或上厕所迟到而苛责。在健康教育课程中加入饮水知识，让孩子们明白足量饮水的重要性。

2. 家庭饮水小助手

家长是孩子的榜样，家长可以经常给孩子灌输喝水有益健康的理念，同时起到示范作用，和孩子一起养成定时喝水的习惯，让孩子耳濡目染。还可以制定家庭饮水时间表，在饭后、学习间隙等时段共同执行。对于孩子主动喝水的行为，及时给予鼓励和适当奖励，增强他们的饮水积极性。

3. 成为饮水小达人

对于孩子来说，要认识到饮水的重要性，了解足量饮水对身体健康的益处；学会在感觉口渴之前就主动喝水，避免等到口渴了才想起喝水；学会辨识并选择健康饮品，远离含糖饮料，优先选择白开水。

健康加油站

儿童饮水小口诀

水重要，不能忘；
小水杯，带身上；
勤喝水，要足量；
白开水，首选上；
弃软饮，不加糖；
常喝奶，身体棒。

第四节 成年人科学饮水

一、成年人需要多少水分

水是生命之源，对人体而言是仅次于空气的重要物质。温和气候条件下，轻身体活动水平的成年男性每日建议饮用 1 700mL 水，轻身体活动水平的成年女性每日建议饮用 1 500mL 水；当温湿度、海拔、身体活动水平发生变化时，饮水量需相应调整。

听专家说

水是人体内含量最多的物质，占成年人体重的 60%~70%，血液中绝大部分成分是水分，我们的肌肉、肺、大脑等组织和器官中也含有大量水分。对于成年人来说，保持适量的水分摄入，是维持健康不可或缺的一环。

成年人每天需要喝多少水

2010 年 7 月至 8 月在我国四座城市的成年人群中开展的饮水调查结果表明，我国四座城市成年人的饮水量占总水摄入量的 56%；饮水摄入量中位数为 1 488mL，男性为 1 679mL，女性为 1 370mL。根据此调查结果，建议我国男性饮水适宜摄入量为 1 700mL/d，女性饮水适宜摄入量为 1 500mL/d。根据饮水量占总水摄入量的比例（56%）推算出：男性总水适宜摄入量为 3 000mL/d，女性总水适宜摄入量为 2 700mL/d。

当我们的活动量较大时，水分流失会增加，饮水量也需随之调整。短时间运动后，额外补充 400~600mL

液体即足以弥补流失的水分，但若进行持续 1 小时以上的剧烈运动，则需补充更多的液体。另外，炎热环境会使排汗增多，室内或飞机上开空调 / 暖气会造成皮肤中水分蒸发流失，也需增加饮水量。饮酒会加快机体代谢，增加排尿量，也应相应补水，具体补水量无固定数值，以维持体内水分平衡为宜。

健康
加油站

喝水应遵循少量多次原则，将饮水时间分配在一天中各个时段，每次饮用 200mL 左右。夜间睡眠会流失不少水分，即便起床后没有口渴感，体内可能会因为缺水出现血液黏稠。早晨起床后喝一杯凉开水（150mL），可以降低血液黏滞度，增加循环血容量。

很多人误以为口渴时才需要喝水。其实，口渴时机体已经处于缺水状态，且已启动水平衡调节系统，此时饮水虽然可以补充流失水分，但并不是最佳的饮水时机。

二、什么是科学的饮水行为

科学饮水应该注意饮水量、饮水温度、从食物中补水、饮水类型和饮水方式。

听 专家说

1. 饮水量

在温和气候条件下，轻身体活动水平成年男性每日水适宜摄入量为 1 700mL，轻身体活动水平成年女性每日水适宜摄入量为 1 500mL。孕妇因孕期羊水形成及胎儿发育需求，水分需要量会增多。在高温、高湿、寒冷、高海拔等特殊环境，或身体活动强度较大、持续时间较长时，机体对水分的需求会发生变化，需及时补充水分，必要时还需补充电解质。

2. 饮水温度

注意饮水温度不宜过高，以 10~40℃为宜。

3. 从食物中补水

可通过合理选择蔬菜、水果，以及适量喝粥、喝汤的方式，从食物中补充水分。

4. 饮水类型

足量饮水的同时，需注意水分来源，建议不喝或少喝含糖饮料。白水廉价易得，安全卫生，不增加能量，不用担心“添加糖”带来的健康风险，建议首选白水；包装饮用水（如矿泉水）等，也可以酌情选用，但不建议经常饮用纯净水。

5. 饮水方式

建议主动、规律地补水，不要等到口渴时再喝水。饮水应该分配在一天中的各个时段，遵循少量多次原则，每次饮用 200mL 左右（大约 1 杯），并且推荐在进餐前饮水，早、晚各饮用一杯水，其余时间均匀分配饮水量。

健康加油站

科学饮水的核心原则：足量饮水、主动规律饮水、多喝白水、饮用温度适宜的水。

三、早晨喝一杯淡盐水是对的吗

早晨喝一杯淡盐水，是错误的。

听专家说

1. 晨起空腹饮水正确吗

晨起空腹是适宜的饮水时机。经过一夜睡眠，人体会通过隐性出汗和尿液分泌流失不少水分，即便起床时没有口渴感，体内也可能因缺水而出现血液黏稠的情况。晨起空腹的时候喝水可补充身体代谢流去的水分，有助于降低血液黏滞度、增加循环血容量。

2. 晨起空腹应该喝什么水

在喝水种类的选择上，白开水廉价易得，安全且卫生，且不会增加身体能量负担，是人体补充水分的最佳选择。

3. 晨起空腹喝水有什么讲究

建议在刷牙之后，清理完口腔细菌之后，再喝水。不要喝冷水，晨起喝冷水会刺激胃肠道，导致胃肠道黏膜收缩，可能引发腹痛等不适症状。

4. 晨起空腹喝淡盐水好吗

有人主张早晨空腹的时候喝一杯淡盐水，实际上并没有必要。《中国居民营养与慢性病状况报告》显示，我国居民每天平均烹调用盐摄入量已经远超推荐量。对于高血压患者，每天盐摄入量应控制在 3 克以内。高盐饮食会增加高血压、脑卒中、胃癌等疾病的发病风险。因此，在大多数人盐摄入量已经超标的情况下，没必要喝淡盐水来增加盐的摄入量。

健康加油站

早晨空腹喝水，有助于降低血液黏滞度，增加循环血容量，但不要喝盐水。

四、“多喝热水”是对的吗

不建议饮用温度过高的水，应选择温度适宜的水。

听 专家说

人体口腔和食管表面黏膜的温度通常为36.5~37.2℃，饮水的适宜温度建议在40℃左右。若水温超过65℃，会对人体口腔和消化道黏膜造成慢性损伤，增加食管癌的患病风险。所以，多喝水虽有益健康，但切勿“贪烫”。

健康加油站 足量饮水有益身体健康，但需避免饮用过热的水。

五、喝茶水有什么讲究

茶叶中含有茶多酚等多种对健康有益的成分，经白水浸泡后，这些成分会溶入茶水中。经常适量饮茶，既能补充水分，又对健康有益。

听 专家说

经常适量饮茶，可在补充水分的同时收获健康益处，但不宜大量饮用浓茶，同时还需注意饮茶的时间与饮用量。

1. 茶叶的不同种类和选择

市面上茶叶的种类十分丰富，不同品类的茶叶有着各自的营养与保健价值：绿茶富含抗氧化剂儿茶素，有助于降低心血管疾病风险，促进消化；红茶含有咖啡因和茶多酚，具有提神醒脑、促进新陈代谢的作用；白茶的加工工序最少，富含多种抗氧化物质，有助于抗衰老；乌龙茶（青茶）具有助消化、减肥、美容等功效；菊花茶、玫瑰花茶、茉莉花茶等花草茶，则分别具有清热解毒、舒缓情绪等不同的保健功能。可以根据个人体质和需求选择合适的茶叶。例如，容易疲劳的人适合喝红茶或乌龙茶，需要减肥的人可以选择绿茶或乌龙茶。

2. 泡茶需要注意的细节

冲泡茶叶需关注水温与冲泡方式：冲泡红茶时，水温以接近 100℃为宜；冲泡绿茶时，水温以 80℃为宜，泡 2~3 分钟即可。一般茶叶可以冲泡 3~5 次，但不应过度冲泡，以免茶味过淡或有害物质释放过多。建议 3 克茶叶配 150mL 水，也可根据个人口味适当调整。建议使用纯净水或山泉水泡茶，避免使用自来水或含有大量氯气的水。茶具优先选择陶瓷或玻璃材质，避免使用金属茶具，以免茶叶中的成分与金属发生反应，产生茶垢。

健康加油站

早晨空腹不宜饮茶，以免刺激胃黏膜；饭后半小时至 1 小时是饮茶的最佳时间，有助于消化；晚上避免饮用浓茶或大量饮茶，以免影响睡眠。

一般建议每天饮茶量不超过 3~5 杯，具体可根据个人体质和饮茶习惯适当调整。饮茶时需小口慢饮，避免一次性饮用过多。同时，避免饮用过浓的茶，防止给胃和心脏造成负担。

六、成年人可以喝多少咖啡

健康成年人日常可适量摄入天然咖啡因饮品，每日摄入咖啡因总量建议不超过 400mg，大约相当于 5 杯（以 200mL 一杯计）咖啡。

听专家说

咖啡因是一种黄嘌呤生物碱化合物，同时也是中枢神经系统兴奋剂。根据来源不同，咖啡因可以分为天然来源与人工合成两类。天然的咖啡因，主要提取自咖啡豆、茶叶、可可豆等植物的种子、果实和叶片；人工合成的咖啡因，则主要通过氰乙酸乙酯尿素法等工艺制成。咖啡因也是一种食品添加剂，被广泛应用于食品和饮料制作中。我们平时常喝的茶、咖啡、奶茶、可乐及能量饮料等，均含有咖啡因。在多数国家和地区，咖啡是成年人摄入咖啡因的主要来源。在我国有所不同，茶叶仍是成年人摄入咖啡因的主要来源，但随着生活方式的改变，咖啡也在我国人群中越来越受欢迎。

1. 摄入咖啡因对健康有积极影响，但需适量

咖啡因具有多种积极作用，如减轻疲劳、提高警觉性、降低多种疾病风险、缓解疼痛、保护心血管功能等。咖啡因对情绪调节也有一定帮助，还能提升不同情境下的精力与注意力、促进能量消耗以及改善运动表现等。

但是，长期过量摄入咖啡因可能会引起一些不良反应，如心慌、心跳加快、易怒、焦虑以及恶心、呕吐等消化道不适症状。

2. 除了提神，咖啡因还有其他好处

健康成年人若需提升日常生活和工作中的精力、注意力，可一次性摄入咖啡因含量为 60~400mg 的天然咖啡因饮品，相当于 1~5 杯咖啡。建议根据需要集中精力的时间和工作强度，结合自己对咖啡因的敏感度和代谢情况，酌情饮用。

运动员及运动健身人群若有提升运动表现的需求，可在运动前 30~60 分钟一次性摄入天然咖啡因饮品，建议按每千克体重摄入 3~6mg 咖啡因的标准计算：体重 65kg 的成年人，摄入 195~390mg 咖啡因，相当于 3~5 杯咖啡；体重 50kg 的成年人，摄入 150~300mg 咖啡因，相当于 2~4 杯咖啡。

此外，单次摄入适量咖啡因还能改善不良情绪。在脑力或体力工作后感到疲劳甚至有负面情绪时，摄入 2~3 杯咖啡有助于缓解负面情绪，快速提振心情。

如果有减肥需求，那么单次摄入 140~200mg 咖啡因，相当于 2~3 杯咖啡，有助于提高机体能量消耗，这一效果在静息状态或运动过程中均有所体现。在运动时，喝 2~3 杯咖啡，能进一步增加能量消耗。

健康加油站

目前市面上的咖啡，咖啡因含量约为 40mg/100mL，一杯 200mL 咖啡中咖啡因含量为 80mg 左右。需要注意的是，市面上也有一些咖啡因含量高的咖啡产品，例如浓缩咖啡、双倍咖啡因产品等，消费者应该遵循产品标识的推荐剂量进行饮用。

不同个体对咖啡因的敏感度及代谢能力存在明显差异，需结合自身情况合理把控天然咖啡因饮品的摄入量和饮用频率，初次饮用需谨慎。

未成年人不建议饮用天然咖啡因饮品，孕产妇、患病群体等特殊人群，饮用天然咖啡因饮品需遵医嘱。

第五节 老年人科学饮水

一、老年人需要多少水分

一般情况下，老年男性每日饮水量建议为 1 700mL，老年女性每日饮水量建议为 1 500mL。如果处于高温环境，或进行高强度身体活动，需根据实际情况相应增加饮水量。

听专家说

饮水可分布在全天各个时段，建议白天每 2 小时饮水 200mL 左右。早晨起床后空腹喝一杯温水，此时喝水有助于补充夜间睡眠时因隐性出汗和尿液分泌流失的水分，并且有助于降低血液黏滞度，增加循环血容量。睡前也可以喝一小杯水，预防睡眠中血液黏滞度升高。

运动后需及时补充水分，因为运动过程中机体会通过皮肤汗液蒸发而流失水分，此时还需注意补充电解质。

老年人应避免过量饮用含糖饮料，这类饮品会增加肥胖及慢性疾病的发生风险。

补充水分的最佳选择是喝白开水。白开水容易获取且经济实惠，经过高温煮沸后的水安全又卫生，并且不含能量，无需担心发胖问题。建议老年人饮用温度适宜的白开水或茶水等。

健康 加油站

老年人肾功能减退，体内水平衡恢复较慢，并且感觉器官反应较为迟钝，渴觉敏感度较低，对脱水的反应迟缓，对缺水的耐受性下降。老年人在环境温度和湿度升高的情况下，其机体处于脱水状态的风险会进一步增高。

二、为什么不能等到口渴了再喝水

口渴是身体发出的明显缺水信号，因此不应该感到口渴了才喝水。

听专家说

1. 缺水对身体有很多影响

当机体的体液丢失量约为体重的1% 时，在出现口渴感的同时，血浆渗透压升高，且身体活动能力也会受到影响；当机体的体液丢失量为体重的2%~4% 时，机体在感到口渴的同时，已经处于脱水状态，尿量减少，尿液呈深黄色，尿比重增高，同时工作能力和认知能力会降低；当机体的体液丢失量为体重的 4%~8% 时，机体已经处于中度脱水状态，除了极度口渴，还会表现为皮肤干燥无弹性、口舌干裂、声音嘶哑、心率较快、烦躁不安等；若脱水情况进一步加重，还可能导致血压下降，甚至危及生命。

2. 老年人比年轻人更易处于脱水状态

（1）随着年龄增长，老年人肾脏的尿液浓缩功能减退，部分老年人还可能伴随认知能力的轻中度损伤，这会降低机体对缺水的感知能力。

（2）老年人口渴等感觉减弱，主动喝水行为减少。

（3）老年人免疫功能降低，机体更易出现发热、感冒等情况，进而增加失水量；并且老年人消化系统功能也有所减退，发生呕吐、腹泻的风险上升，也会更容易流去水分。

（4）老年人新陈代谢速率减缓，机体对水平衡的调节能力也随之降低。

所以，老年人不要等口渴了再喝水，应该主动、规律饮水。

三、睡前可以喝一杯水吗

对于老年人来说，睡前缓慢喝一杯水很有必要。

听专家说

睡眠，看似简单的一个状态，但其实是个复杂的生理和心理变化过程，在此期间，泌尿系统、心血管系统等都发生着变化。

通过肾脏排出尿液是水分排出的重要方式之一，尿液的排泄次数与昼夜节律密切相关。在睡眠时，肾脏对水分的重吸收作用增强，肾脏灌注和肾小球滤过率降低，因此夜间生成的尿量较少、尿液浓度升高，这也是为什么晨尿颜色更深的原因。虽然夜间尿量减少，人体在睡眠时仍会通过排尿流失部分水分。睡前喝一杯水，有利于提前为机体补充夜间会丢失的水分。

人体在入睡后 1 小时内血压下降、心率减慢，血管外水分进入血液中，血浆中的电解质、血红蛋白浓度、红细胞压积等在夜间相对偏低，血浆中水分增加但循环血量减少；并且睡眠时血流速度减慢，如果夜间身体处于缺水状态，会使血栓等的发生风险升高。

因此，对于老年人来说，睡前缓慢喝一杯水很有必要，既有助于改善水合状态，也对健康有益。

四、喝水越多越好吗

喝水过多或过少都不利于健康。

听专家说

正常情况下，机体的体液分布在血浆、组织间液及细胞内液三个区间，通过溶质的渗透作用，维持着一种动态的平衡状态，即渗透压平衡。细胞内液和细胞外液的渗透压平衡，主要依靠水分子在细胞内外的自由渗透。细胞内液和细胞外液的电解质中阴离子和阳离子之间的平衡，主要通过电解质的活动和交换来维持。

喝水过少时，机体可能处于脱水状态，会使认知能力和体能下降，泌尿系统疾病和心血管疾病等发病风险增加。但是当机体喝了大量的水超过肾脏排出能力的时候，细胞外液钠离子浓度被稀释，细胞内外液钠离子浓度形成梯度差，细胞外液水分会进入细胞内液，导致细胞水肿膨胀，会引起急性水中毒，发生低钠血症。

水中毒在通常情况下比较少见，多发生于机体患有肾病、肝病、充血性心力衰竭等疾病的情况下。夏季高温时，若为了避免中暑而短期内大量饮水，导致电解质（钠盐）摄入不足时，也可能发生低钠血症。此外，有新闻报道，因就医检查需要而一次性过量饮水，也可能发生此类水中毒。

水中毒会严重危害机体健康，典型症状包括头晕、头痛、恶心、呕吐、记忆力减退等，严重时会引起昏迷、惊厥，甚至导致死亡。

健康加油站

老年人不宜一次性大量饮水。随着年龄增长，老年人泌尿系统功能有所下降，肾脏的肾小管和集合管对水分的重吸收作用减弱，如果一次性大量饮水，则会加重肾脏的负担。

第六节 孕妇科学饮水

一、孕妇需要多少水分

孕期女性处于特殊生理阶段，身体会发生一系列生理变化以适应胎儿生长和分娩的需求。对于孕妇而言，充足饮水是保障胎儿健康发育和母体健康的关键。孕期女性的身体也因此对水分的需求有所增加，孕期女性每日建议摄入水分 1 700mL，相较于一般成年女性多了 200mL。

听 专家说

处于孕期的女性为何需要多喝水？此时身体会有哪些变化？

1. 孕期血液系统发生变化

孕期女性血容量从孕 6~8 周开始逐渐增加，至 32~34 周时达到高峰，增幅为 30%~45%，总血容量较孕前增加 1 200~1 800mL，而血液中约 83% 为水分，这使身体对水分的需求显著上升。

2. 孕期泌尿系统发生变化

孕期女性肾脏略增大，肾血浆流量（RPF）和肾小球滤过率（GFR）均有所增加，孕期代谢产物（如尿素、肌酐等）排泄增多，需要更多水分辅助代谢废物排出。

3. 孕期呼吸系统发生变化

孕期女性通气量每分钟约增加 40%，潮气量约增加 39%，孕期女性通过呼吸排出水分增加。

4. 孕期新陈代谢与营养需要发生变化

孕期女性肾上腺与甲状腺功能相对亢进，新陈代谢加快，通过皮肤排汗造成的水分流失也会随之增加。

孕期女性对营养素的需求增加，需要摄入更多的食物来补充能量和营养，孕中期女性每日需要额外增加300kcal能量，孕晚期女性每日需要额外增加450kcal能量。水是营养物质代谢的载体，营养物质的消化、吸收、循环和排泄都离不开水的参与。孕期食物摄入与能量消耗增加，以及身体成分的显著改变，进一步提升了对水分的需求。

健康加油站

孕期激素变化会使孕妈妈感到容易疲倦、恶心、呕吐。少量多次饮水可以起到缓解疲劳、舒缓神经系统、提升认知能力、补充体液的作用。当感到恶心时，选择成分简单的气泡水，可以帮助打嗝以减轻胃部不适。

若呕吐症状影响进食，可以将蔬菜和水果打成汁，小口啜饮补充水分和营养。口渴是身体缺水的信号，而缺水会加重妊娠反应，因此孕妈妈应该在出现口渴之前就主动饮水，养成少量多次的良好饮水习惯。

二、孕妇饮水不足会影响健康吗

孕妇饮水不足会影响自身健康和胎儿健康。妊娠期间女性饮水不足的情况在国内外普遍存在，所以应该增强孕期女性的饮水意识，确保摄入充足的水分。

听专家说

1. 孕妇饮水不足可能会影响胎儿健康

孕妇饮水不足与早产、流产及新生儿低出生体重密切相关。研究表明,孕妈妈在妊娠期间饮水量不足会增加早产和流产的风险,而增加饮水量会降低该风险。新生儿出生体重与母体的非脂肪成分(即身体水分总量和去脂体重)呈正相关,孕妇饮水不足可能导致新生儿出现低出生体重的情况。因此,孕妈妈需在孕期充分补水,避免饮水不足对胎儿健康造成不良影响。

2. 孕妇饮水不足可能会影响自身健康

孕妇饮水不足,不仅会影响胎儿健康,还会影响自身健康。妊娠期间,孕妈妈的泌尿系统、呼吸系统及皮肤排汗均发生改变,加之孕妇需要更多的营养和能量,而营养代谢和能量消耗也都需要水,所以孕妈妈对水的需求量增加。研究显示,当孕妇水分摄入不足时,一方面可能会影响身体中的水分布情况以及水合状态,进一步导致妊娠高血压的发生;另一方面,导致孕晚期羊水量过少(严重者导致胎儿窘迫等不良后果),还可能引发功能性便秘。

孕妇若饮水不足,可能影响妊娠期的体重变化,进而导致产后体重滞留。为了避免这些问题,孕妇需保证充足饮水,避免饮水不足对自身健康的不利影响。

目前,关于饮水、水合状态与孕期健康的相关研究仍较为缺乏,需要进一步开展深入研究,以明确其潜在的健康损害及作用机制。

健康加油站

孕期女性需增强饮水意识、充分补水,饮水不足会影响自身健康及胎儿健康。孕期女性在孕中期和孕晚期的适宜饮水摄入量为 1 700mL/d,同时应避免饮用高盐度的水。

需要注意的是，虽然孕妇饮水不足会影响健康，但是并不意味着孕妇喝水越多越好，过量饮水同样存在健康隐患。一是如果孕妇水分摄入过多，会加重肾脏负担，多余水分在体内潴留易引发水肿；二是孕妇大量喝水可能增加心脏负担，严重时可诱发心力衰竭或者心功能异常；三是需要注意孕妇是否因为妊娠糖尿病而经常口渴，从而造成大量饮水的现象，如果不是，应及时调整饮食，避免食用高盐食物，以减少大量饮水，预防子痫前期等疾病的发生。

第七节 哺乳期女性科学饮水

一、哺乳期女性需要多少水分

哺乳期是每位母亲人生中的特殊阶段，这一时期既是婴儿成长的黄金时期，也是母亲身体面临各种挑战的时期，水分摄入量的调整便是其中重要一环。哺乳期女性每日适宜的饮水摄入量为 2 100mL。

听专家说

我国正常女性每日总水适宜摄入量为 2 700mL，哺乳期女性在此基础上需额外增加 1 100mL，即哺乳期女性每日总水适宜摄入量为 3 800mL。按照我国 18 岁以上成年人的饮水量占总水摄入量 56% 的比例计算，哺乳期女性每日饮水适宜摄入量为 2 100mL。当然，这只是一个大致的数值，具体还需要根据哺乳期女性的个人情况和需求来调整。

1. 哺乳期女性为什么需要这么多水分

首先，我们需要了解，哺乳期女性因为要分泌乳汁，其身体对水分的需求比普通女性更高。研究显示，哺乳期女性在产后 6 个月内，平均每日乳汁分泌量约为 750mL。这些乳汁的生成离不开水分的支持，因此，哺乳期女性每日的水分摄入量需要相应增加。

2. 如何确保哺乳期女性能够摄入足够的水分

部分哺乳期女性可能会觉得 2 100mL 这个数值看上去有压力，觉得自己喝不了那么多水。但实际上，该数值并非单指直接饮用的水量，还可通过其他食物补充水分，比如我们早上可能喝粥或者牛奶，中午可能会喝一些菜汤或者肉汤，蔬菜、水果中也会含有一些水分，也许还会额外喝一些酸奶、果汁及其他饮料等。这些都能计入每日总饮水量。

此外，很多妈妈为了增加乳汁分泌，会大量饮用脂肪含量较高的汤品，如猪蹄汤、鲫鱼汤等。这种做法其实并不利于妈妈的健康，因为它不仅可能增加堵奶和乳腺炎的风险，还会影响产后体形恢复。虽然妈妈们可能认为这是为了宝宝的健康成长而做出的牺牲，但事实上，这些多余的脂肪往往会堆积在妈妈们自己身上，而并不会增加乳汁中的脂肪含量。因此，妈妈们在哺乳期间应该注意饮食的均衡与合理，以确保自己和宝宝的健康。

健康加油站

虽然饮水对于哺乳期女性来说非常重要，但也不能过量，过量饮水可能会导致体内电解质紊乱。除饮水外，哺乳期女性还应该注意保持良好的作息习惯，避免熬夜和过度劳累。同时，还需要保证饮食均衡和多样化，摄入足够的营养素，以满足自己和宝宝的营养需求。

二、哺乳期女性饮水和乳汁分泌有关系吗

足量饮水、科学喝汤，有助于哺乳期女性的乳汁分泌。

听专家说

1. 母乳喂养对母亲和婴儿都有益处

越来越多的妈妈认识到母乳喂养的重要性，为了增加乳汁的分泌量，想了不少办法。很多长辈们说多喝汤可以促进乳汁分泌，实际上，喝汤也应讲究科学。汤水的营养密度不高，喝太多汤会影响其他食物的摄入，建议餐前少量喝汤，正餐吃到八九分饱以后，再喝一碗汤。肉汤的营养成分仅为肉的 1/10，喝汤的时候也要吃汤里的肉，这样才能满足哺乳期女性和宝宝的营养需求。过于油腻的汤会影响哺乳期女性的食欲，还有可能引起婴儿脂肪消化不良性腹泻，建议采用鱼、瘦肉、豆腐、蔬菜等食材煲汤。在煲汤的时候还可以加些富含铁的食物来补血，如猪肝、红枣；或加些黄豆、花生、木瓜，对促进乳汁分泌也有一定帮助。

2. 仅靠喝水是否也可以增加泌乳量

从生理机制上讲，哺乳期女性产后 6 个月内平均每日乳汁分泌量约为 750mL，需水量远高于普通女性。一般来说，成年女性每日水适宜摄入量为 1 500mL，而哺乳期女性每日水适宜摄入量为 2 100mL。因此，哺乳期女性多喝水是提升泌乳量的必要条件。实际上，喝汤在补充营养的同时，更主要的也是在增加哺乳期女性每天的水摄入量，仅通过喝水同样有助于增加泌乳量。

健康加油站

除了喝汤、喝水，更重要的是哺乳期女性应该让婴儿尽早开奶，频繁吸吮，并保持合理营养、规律生活与充足睡眠，家人也应该帮助哺乳期女性减轻压力，使其保持愉悦的心情，树立母乳喂养的信心。

（张 娜　朱云霞）

第八章

不同疾病状态下科学饮水

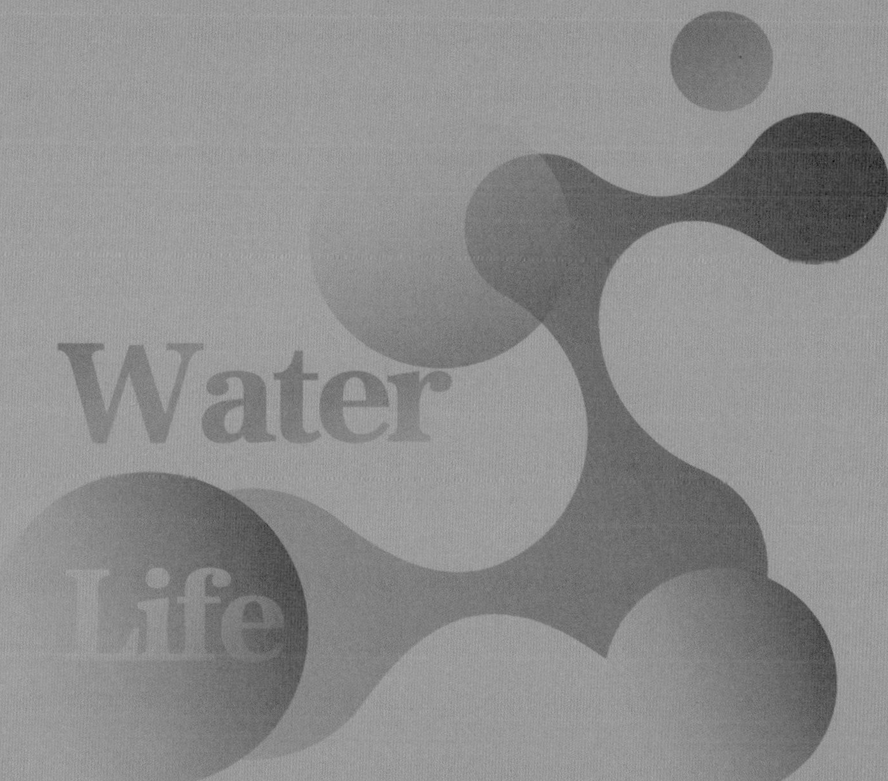

第一节 泌尿系统疾病患者的饮水策略

一、饮水量和泌尿系结石有关吗

大家可能觉得每天饮水量的多少是根据是否口渴而定的，和泌尿系统疾病没有什么关系，那么是不是这样呢？泌尿系统作为机体排出多余水分的重要通道，饮水量、饮水习惯等因素均与泌尿系统疾病（包括泌尿系结石）的发生密切相关。

听专家说

饮水过少会使尿液浓缩，尿液中各种可以形成结石的溶质（如钙、草酸、尿酸等）浓度升高，容易达到饱和度而形成结晶，从而导致泌尿系结石的发生。喝水少还会导致尿液量减少，尿液在泌尿系统中停留的时间延长，这不仅增加了溶质结晶形成结石的机会，而且不利于已经形成的小结晶或微小结石及时排出体外。

1. 饮水过少是泌尿系结石发生与复发的重要危险因素

研究发现，每天摄入超过 2 500mL 水并保持每天 2 000mL 尿量与肾结石发病率较低相关。饮水量及尿量较少也是泌尿系结石患者结石复发的危险因素。

2. 适当多饮水有利于降低泌尿系结石的发生风险

多饮水有利于降低泌尿系结石的

发生风险，那么是不是喝水越多越好呢？尽管多饮水确实可以有效降低泌尿系结石的发生风险，但是过犹不及，饮水过多，可能会加重肾脏负担，甚至造成水中毒，特别是患有一些需要限制液体摄入量的基础疾病（如少尿、水肿、严重肾病、心力衰竭、大量腹水等）时，更不能过多饮水。

健康加油站

饮水量及尿量较少是泌尿系结石发生与复发的危险因素。适当多饮水能预防泌尿系结石的发生并降低其复发率，日常建议使尿液颜色保持清亮淡黄色为宜。

二、泌尿系结石患者每天应该喝多少水

不少人认为“多喝水”主要是在“感冒发热”的时候才需要注意，平时多喝水也只是和预防某些心脑血管疾病有关，真是这样吗？泌尿系统疾病（包括泌尿系结石）患者同样需要适当多摄入液体（即多饮水）。

听专家说

建议泌尿系结石患者适当多饮水，以保持24小时尿量为2 000~2 500mL。

1. 增加饮水量可以降低泌尿系结石复发率

饮水量不足、尿量偏少是泌尿系结石复发的危险因素，增加饮水量可降低泌尿系结石复发率。研究发现，泌尿系结石患者通过增加饮水量使尿量≥2 000mL时，与常规饮水的患者相比，其结石复发率更低且复发出现的时间也相对更晚。

2. 无饮水限制的泌尿系结石患者需适当多饮水

泌尿系结石患者是不是喝水越多就越好呢？事实并非如此。饮水过多，可能会加重肾脏负担，甚至造成水中毒。因此，建议泌尿系结石患者适当多饮水，既有利于降低泌尿系结石复发的风险，又不会损害身体健康。建议成年男性尿路结石患者每天饮水2 500~3 000mL，成年女性及心、肺、肾功能正常的老年尿路结石患者每天饮水2 000~2 500mL，小儿酌情减量。夏季由于出汗和皮肤蒸发流失水分较多，可适当增加饮水量。一般来说，患者需以维持每天尿量2 000~2 500mL为宜。对于没有良好饮水习惯的患者而言，要保证每天尿量大于2 000mL并不是容易的事，不妨给自己制订一个阶段性小目标，逐渐缓慢地增加饮水量，每周增加1~2杯，直至达标，让身体慢慢适应。

存在少尿、心力衰竭、严重肾病，以及明显水肿、大量腹水等情况，需要适当限制饮水量的患者，要根据专科医生的建议合理调整饮水量。

健康加油站

除非大量饮水会加重伴发疾病（如严重水肿、大量腹水等），对于大多数泌尿系结石患者（无论结石成分和结石形成的个体风险因素如何），建议适当多饮水。需要提醒大家的是，所谓水的摄入量或者我们平时所说的饮水量，需要包括饮水、喝粥、喝汤、输液及中药汤剂等摄入液体的总和。

三、泌尿系结石患者应该如何喝水

很多泌尿系结石患者知道需要适当地多喝水，但是什么时候喝水是比较合适的时机呢？这可能是使很多患者困惑的问题。口渴时再喝？餐后喝？运动后喝？睡前或半夜喝？

听专家说

泌尿系结石患者应注意将饮水量尽可能均匀分配在一天中饮用。

1. 不要等口渴时才喝水

口渴时才喝水对预防泌尿系结石是不利的。当人感到口渴时，人体的缺水量已经达到体重的2%，这时才饮水当然对预防泌尿系结石不利。我们提倡定时、足量地饮水，因为这样既能维持人体较好的尿路冲洗效果，防止尿液中高浓度矿物质聚集，也能避免因一次饮用大量的水而增加其他脏器的负担。

2. 将2 000~3 000mL水均匀分配在一天中饮用

泌尿系结石患者的饮水量需分布于全天，应将白天的饮水量适当分配均匀，以保持尿液持续性稀释。泌尿系结石患者一般一次饮水200~300mL，活动时可略增加饮水量。保证每小时都有较多尿液冲刷尿路，可以将刚刚形成的微小结石、钙离子、尿酸等易致结石形成的物质及时排出体外，从而预防泌尿系结石。在进食后1~2小时，人体处于吸收高峰，大量代谢产物被肾滤过，此时适当饮水，有助于排出代谢产物，起到预防泌尿系结石的作用。

正常情况下，结石成分的排泄高峰多在夜间和清晨，并且晚上正是尿液浓缩的时候，更容易形成结石。研究发现，睡前喝水的人群肾结石患病率比睡前不喝水的人群低。因此，泌尿系结石患者除白天适当多饮水外，为了稀释夜间尿液，最好睡前1~2小时喝一杯水，早上起床喝一杯水，必要时睡眠中起床排尿后也可少量饮水，但夜晚不宜过多饮水，避免因频繁起夜而影响睡眠。

健康加油站

泌尿系结石患者的饮水量需分布于全天，白天的饮水量要分配均匀，切勿等到口渴时再喝水，夜晚也可适量饮水。若是进行大量体力活动或出汗过多时，还需适当增加饮水量。

四、泌尿系结石患者除了喝白开水，可以喝纯净水或矿泉水吗

是不是所有类型的“水”都适合泌尿系结石患者饮用？不同类型的泌尿系结石患者，是否都能喝纯净水或矿泉水？这是很多患者都会产生的疑问。

听专家说

泌尿系结石患者除了喝白开水，还可适量饮用纯净水和矿泉水。

1. 不存在绝对适合泌尿系结石患者的饮用水类型

由于泌尿系结石种类和患者自身的个体差异，并不存在绝对适合泌尿系结石患者的饮用水类型。日常生活中，大家最常饮用的是白开水。一般来说，泌尿系结石患者可以长期饮用白开水，也可以选择适量饮用纯净水和矿泉水。

2. 纯净水和矿泉水的成分与白开水有所不同，需合理选用

纯净水中不含或几乎不含矿物质和微量元素；矿泉水中含有丰富的矿物质和微量元素，其中最常见的矿物质包括钙、镁、钠、钾等。如果长时间仅饮用纯净水这一种类型的水，有可能加重部分患者矿物质和微量元素缺乏的状况。也有研究显示，饮用纯净水可降低尿石症发病率。目前水中矿物质含量多少对含钙肾结石形成的影响尚不明确，有部分研究发现，钙、镁等离子可能会降低含钙肾结石的风险，但没有一致的结论。鉴于上述原因，泌尿系结石患者不宜长期单一饮用纯净水或矿泉水，可以间断适量饮用。

健康 加油站

泌尿系结石的成分多种多样，最常见的是草酸钙结石、磷酸盐结石和尿酸盐结石，碳酸盐结石次之，胱氨酸结石较少见。大多数泌尿系结石可能是由多种盐类混合形成的。泌尿系结石患者可以长期饮用白开水，但不宜长期仅饮用纯净水或矿泉水，可以间断适量饮用。

五、泌尿系结石患者能喝奶吗

有人说："奶中含钙量高，而泌尿系结石的主要成分是草酸钙，所以泌尿系结石（尤其是草酸钙结石）患者不能喝奶。"事实真是这样吗？

听专家说

泌尿系结石患者可以喝奶。要解答泌尿系结石患者能否喝奶这个问题，需先了解饮食中的钙对泌尿系结石（特别是草酸钙结石）的影响。

1. 饮食中摄入钙过少会增加草酸钙结石的发生风险

当每天饮食中的钙低于800mg时，尿液中排泄的钙会减少，但是尿液中草酸的含量却会大幅升高，反而会增加草酸钙结石的发生风险。

2. 奶能够降低泌尿系结石（尤其是草酸钙结石）的形成风险

奶中含有丰富的钙，很多患者误认为高钙饮食一定会增加含钙结石的形成风险，但实际上，奶可以降低泌尿系中草酸钙结石的形成风险。这主要是因为钙可以在肠道中结合草酸，使草酸钙通过粪便排出体外，从而减少经肾脏排泄草酸的量。所以，奶是除水之外对泌尿系结石（尤其是草酸钙结石）患者非常有益的饮品。

3. 泌尿系结石患者每天可以正常饮用奶

建议泌尿系结石（尤其是草酸钙结石）患者每天正常适量饮用奶，包括牛奶、酸奶等。

健康加油站

《中国居民膳食指南(2022)》推荐成年人每天摄入奶及奶制品300~500g。奶是对泌尿系结石(尤其是草酸钙结石)患者非常有益的饮品,因此,泌尿系结石患者可以正常适量饮用。

六、泌尿系结石患者除了喝白开水和奶,还可以饮用哪些饮品

市面上的各种饮品越来越多,泌尿系结石患者也希望在除白开水和奶之外,品尝到自己喜欢的饮品,但又担心会对病情造成不利影响,到底还有哪些饮品泌尿系结石患者也可以安全饮用呢?

听专家说

泌尿系结石患者可以适量喝茶、咖啡、柠檬水和部分果汁,部分患者适宜喝苏打水。

1. 泌尿系结石患者可以适量喝茶、咖啡

多项研究表明,茶和咖啡能够降低泌尿系结石的形成风险。因此,泌尿系结石患者可以适量喝茶、咖啡,但是不建议喝浓茶或者过多饮用咖啡。

2. 草酸钙、尿酸和胱氨酸结石患者可以适量饮用苏打水

长期酸性尿(尿pH值<5.5)易出现尿酸结石,长期碱性尿(尿pH值>6.6)易出现磷酸盐结石。因此,在草酸钙、尿酸和胱氨酸结石患者的治疗中,尿液碱化是一项重要的措施,这类患者可以适量饮用苏打水,但并不适用于磷酸钙和磷酸镁铵结石患者。

3. 泌尿系结石患者可以适量饮用果汁

有研究认为，橙汁、柠檬汁、柠檬水、葡萄柚汁、苹果汁、蔓越莓汁和黑加仑汁能降低泌尿系结石的形成风险，但也有研究结果与之不同。因此，泌尿系结石患者可以适量饮用上述果汁，但不宜过量饮用。

4. 泌尿系结石患者应该尽量减少或避免饮用含糖饮料

很多人觉得在炎热的夏天喝一杯冰镇可乐是人生一大享受，但是以可乐为代表的含糖饮料对于泌尿系结石患者却非常不友好。大量糖分会导致尿钙浓度和血尿酸升高，增加含钙结石及尿酸结石形成与复发的风险，因此含糖饮料（尤其高糖饮料）是泌尿系结石患者应该尽量避免饮用的饮品类型。

健康加油站

泌尿系结石患者可以适量喝茶和咖啡，也可以饮用柠檬水和部分果汁。其实，相比饮用果汁，直接食用水果通常是更值得推荐的饮食选择。草酸钙、尿酸和胱氨酸结石患者适合喝苏打水。过多饮用含糖饮料会增加龋齿、超重、肥胖、2 型糖尿病、血脂异常等发生风险，包括泌尿系结石患者在内的所有人群，都应尽量避免饮用含糖饮料。

七、饮水量与尿路感染有关吗

大家可能会问，喝水的多少会影响尿量，那么饮水量与尿路感染的发生有关系吗？答案是肯定的。

听专家说

1. 饮水量少与尿路感染的发生相关

饮水量较少会导致排尿次数减少，可能导致病原体（例如细菌）在泌尿系统中滋生，从而诱发尿路感染。大量研究表明，饮水量少、排尿次数少与尿路感染相关，甚至可能导致尿路感染反复发作。

2. 适当多饮水可以降低尿路感染风险

研究显示，将每日饮水量增加至2.8L，使尿量达到每日2.2L，可以使尿路感染减少48%。因此，适当增加饮水量，有利于维持尿道清洁和泌尿系统健康，明显降低尿路感染的发生率与复发率。

健康加油站

尿路感染是指病原体在泌尿系统中生长、繁殖引发的感染性疾病。病原体包括细菌、真菌、支原体、衣原体、病毒等，其中最常见的是细菌感染。适当增加饮水量，能明显降低尿路感染的发生率与复发率。

八、尿路感染患者每天应该喝多少水

大家都知道“感冒”（即呼吸道感染）的时候需要多喝水，那么尿路感染的时候是否也需要多喝水呢？是不是喝得越多越好呢？

听专家说

一般情况下，建议尿路感染患者每天饮水 2 000~3 000mL，但饮水量还需要根据个人的一些具体情况调整。

1. 多饮水有利于尿路感染康复

多饮水可以增加尿量，稀释尿液，通过尿液的冲刷使附着在尿道黏膜上的细菌等致病微生物减少，还可以通过增加排尿次数将含有细菌的尿液尽快排出体外，抑制细菌等致病微生物在泌尿系统中生长和繁殖，减轻尿路刺激症状，促进尿路感染康复。对于接受药物抗感染治疗的尿路感染患者来说，多饮水可以加速药物代谢，使药物更快地进入尿液中发挥杀菌作用，也有助于尽快康复。

2. 尿路感染患者应适当多饮水

喝水并不是越多越好，适当多饮水，既不会对肾脏造成过度负担，同时也有利于尿路感染康复。一般情况下，建议尿路感染患者每天最好饮水 2 000~3 000mL，但具体的饮水量还需要根据个体情况、周围环境、温度等因素调整。例如，如果存在出汗较多或者腹泻，需要相应增加饮水量。

当然，多饮水的前提条件是排除需要限制饮水量的情况，如某些肾脏疾病、心脏疾病及水肿等。

健康加油站

除非合并心力衰竭、严重水肿或严重肾脏疾病等，建议大多数尿路感染患者适当多摄入液体，通常每天 2 000~3 000mL。此外，还需要注意不要短时间内一次性饮用过多水，以免出现腹胀和胃痛等。尿路感染患者白天可以适当多喝水，一般睡前 1 小时停止喝水，这样可以避免夜间频繁排尿影响睡眠。

九、肾功能基本正常的慢性肾脏病患者应该多喝水吗

肾功能基本正常的慢性肾脏病患者病情相对较轻，有的患者认为只要肾功能正常，就应该尽量多喝水，能帮自己更好地排出体内毒素；也有患者认为即使肾功能正常，但毕竟有慢性肾脏病，为了避免加重肾脏负担，应该尽量少喝水。那么肾功能正常的慢性肾脏病患者是否应该多喝水呢？

听专家说

无特殊病情、肾功能正常的慢性肾脏病患者可以正常饮水，部分患者适当增加饮水量可能有利于维持肾脏健康，但也有部分患者需要适当限制饮水量。

1. 无特殊禁忌证、肾功能基本正常的慢性肾脏病患者可以与健康人的饮水量相同

健康人每日适宜饮水量为1 500~1 700mL，这个饮水量适不适合肾功能正常的慢性肾脏病患者呢？对于无特殊禁忌证、肾功能基本正常的慢性肾脏病患者来说，答案是肯定的。适量饮水能够促进尿液生成，通过尿液有效清除代谢废物，维持肾功能稳定。研究发现，肾功能基本正常（特别是肾功能储备较好）的慢性肾脏病患者，适当增加水分摄入可能有益，这部分患者每天饮水量达到2 000mL 或以上，有助于维持良好的肾功能。

2. 部分慢性肾脏病患者需要适当限制饮水量

所有肾功能正常的慢性肾脏病患者都能够正常饮水吗？部分慢性肾脏病患者尽管肾功能正常，但是有大量蛋白尿（尿蛋白 > 3.5g/d）、低蛋白血症、水肿、腹水或合并心力衰竭，这些患者体内的水分不能正常排出，因此这些患者需要适当限制水的摄入。

健康 加油站

慢性肾脏病不同分期患者的饮水建议

慢性肾脏病根据肾功能情况分为 1~5 期，慢性肾脏病 1~2 期的患者肾功能正常或轻度下降。存在大量蛋白尿、低蛋白血症、水肿、腹水或心力衰竭的患者，往往存在体内水分过多的情况，即使肾功能正常，如果大量饮水，也可能会使病情加重甚至危及生命。而未合并上述情况、肾功能基本正常的慢性肾脏病患者，可以正常饮水，每日饮水量建议为 1 500~1 700mL。

十、肾功能明显异常的慢性肾脏病患者应该多喝水吗

很多人有这样的观念——多饮水有益健康。那么肾功能明显异常的慢性肾脏病患者是不是也应该多喝水呢？有的肾衰竭患者因为担心水肿加重几乎不敢喝水，这样对不对呢？

听专家说

肾功能异常伴尿量减少、水肿、高血压难以控制或心力衰竭的慢性肾脏病患者，需要限制饮水量，其他肾功能异常的慢性肾脏病患者可正常饮水。

1. 肾功能明显异常的慢性肾脏病患者饮水过多或过少均不利于健康

对于部分肾功能明显异常的患者来说，摄入的水分无法及时排出体外，会导致水肿加重，严重者甚至会发生心力衰竭而危及生命。所以，肾功能明显异常（特别是伴有严重水肿）的慢性肾脏病患者应该适当限制饮水。然而，另一种情况刚好相反，有些慢性肾脏病患者因为担心水肿加重而不敢饮水，导致体内缺水，这同样对身体健康不利。

研究显示，肾功能中度异常的成年慢性肾脏病患者增加水的摄入量，与保持原有水摄入量或每天减少 250~500mL 水摄入量相比，并没有

显著减缓1年后肾功能的下降。还有研究发现，过低和过高的水摄入量都可能对肾功能中重度异常患者产生不利影响，这类患者的最佳饮水量范围为1 000~2 000mL/d。

那么，肾功能明显异常的慢性肾脏病患者究竟应该如何科学饮水呢？

2. 不同病情的肾功能中重度异常的慢性肾脏病患者适宜的饮水量有所不同

肾功能中重度异常的慢性肾脏病患者，排出水分的能力可能下降，如果出现尿量减少、水肿、腹水、高血压难以控制，甚至出现心力衰竭，需要限制水的摄入量。建议遵循量出为入的原则，一般以前一天的小便量加500mL作为当天的饮水量，这样不会出现饮水过多或过少，透析患者还需结合超滤脱水量进一步确定适宜饮水量。未出现上述情况的肾功能中重度异常的慢性肾脏病患者，可以保持正常饮水量。

健康加油站

通过监测体重判断饮水量

建议患者每日监测体重，以此辅助判断饮水量是否适宜。每天清晨穿同样的衣服，同样状态下（如空腹，排空大、小便后）测量体重。对于水肿等体内水分过多的患者来说，体重较前一天略有下降（0.5~1kg）为宜；而体内水负荷适宜的患者，体重较前一天没有明显增加或减少，通常表示前一天的饮水量较为适宜；血液透析患者透析间期体重增长不应超过干体重的4%~5%。

十一、除了白开水，慢性肾脏病患者还可以喝哪些种类的饮品

很多慢性肾脏病患者希望像健康人一样可以经常喝一喝自己喜欢的各种饮品，但又担心有些饮品会对病情造成不利影响，那么慢性肾脏病患者可以饮

用哪些饮品呢？

听专家说

推荐慢性肾脏病患者饮用白开水，以及适量牛奶或酸奶；多数慢性肾脏病患者可以适量饮用淡茶水和咖啡；部分慢性肾脏病患者可以适量饮用鲜榨果汁；不推荐慢性肾脏病患者饮用含糖饮料。

1. 推荐慢性肾脏病患者适量饮用牛奶或酸奶

奶是优质蛋白的重要来源，因此，慢性肾脏病患者可以适量饮用牛奶或酸奶，即便肾功能异常的慢性肾脏病患者，也可以每天饮用 1 袋（200~250mL）牛奶或酸奶。

2. 多数慢性肾脏病患者可以适量饮用淡茶水和咖啡

茶叶富含有益成分，慢性肾脏病患者可以适量饮用淡茶水，但不建议经常饮浓茶。茶叶中含有大量的单宁酸，该物质会与体内的铁结合，形成一种不溶性物质，从而影响铁的吸收，因此慢性肾脏病伴贫血患者不建议喝茶。

多数慢性肾脏病患者可以适量饮用咖啡，例如每天 1 杯，但是咖啡中含有咖啡因，饮用咖啡后出现明显血压升高、心率增快的患者不宜饮用。咖啡因可能与多囊肾病患者的囊肿生长存在潜在关联，因此，多囊肾病患者不宜饮用咖啡。

3. 部分慢性肾脏病患者可以适量饮用鲜榨果汁

部分慢性肾脏病患者可以适量饮用鲜榨果汁，但其实更推荐直接食用水果，因为直接食用水果可以更好地保证维生素和膳食纤维等营养物质的摄入，更有利于健康。此外，慢性肾脏病伴高钾血症患者不宜饮用钾含量高的水果制成的果汁（如橙汁等），慢性肾脏病伴糖尿病或高尿酸血症患者，不宜饮用含糖量高的水果制成的果汁（如石榴汁、荔枝汁等）。

4. 不推荐慢性肾脏病患者饮用含糖饮料

绝大多数饮料（例如各种汽水、果汁饮料、运动饮料、奶茶等）含糖和其他添加剂，慢性肾脏病患者喝这些饮料易摄入过多能量和糖，增加高尿酸血症等疾病的发生风险，因此不推荐慢性肾脏病患者将含糖饮料作为水分补充来源。电解质水中钾离子含量较高，不适合伴有高钾血症的慢性肾脏病患者饮用。

健康加油站

慢性肾脏病患者饮品饮用注意事项

慢性肾脏病（chronic kidney disease，CKD）根据肾功能情况分为 5 期，CKD1 期患者肾功能完全正常，随着分期的增加，肾功能状况逐渐恶化，CKD3 期以后的患者属于肾功能中重度异常的人群。肾功能异常较为明显的慢性肾脏病患者以及合并糖尿病的慢性肾脏病患者更易发生高钾血症，在饮用鲜榨果汁时需格外关注果汁中的钾含量，避免摄入高钾果汁。

十二、饮水量和泌尿系统肿瘤有关吗

泌尿系统是排出体内多余水分和毒素的通道，泌尿系统肿瘤包括肾、输尿管、膀胱及前列腺等部位发生的肿瘤。饮水量的多少会对泌尿系统肿瘤的发生产生影响吗？

听专家说

饮水量少与膀胱癌、前列腺癌的发生有关，适当多饮水可以降低膀胱癌、前列腺癌的发生风险。

1. 饮水量少与膀胱癌的发生有关

人体产生的各类代谢物基本上都是通过尿液排出的，而膀胱作为储存尿液的器官，长期与各类代谢废物接触，有些代谢废物可能具有致癌作用。饮水量的多少直接影响膀胱内尿液中致癌物质的浓度，对膀胱癌的发生有重要影响。高浓度的致癌物质会对饮水量少者的膀胱黏膜产生强烈刺激。此外，喝水量少者，排尿间隔延长，为细菌在膀胱内繁殖创造了有利条件，而膀胱的慢性感染与膀胱癌的发生有一定关系。久而久之，膀胱黏膜在细菌和致癌物质的双重刺激下，可能逐渐发生癌变。

2. 适当多饮水可以降低膀胱癌与前列腺癌的发生风险

增加液体摄入总量，能稀释尿中排泄的致癌物质，并减少致癌物质与尿路上皮的接触时间。研究表明，多饮水能够降低膀胱癌的发生风险。膀胱癌高危人群更应该充分饮水，使尿液稀释后及时排出，降低尿液中细菌和致癌物质的浓度，减少对膀胱黏膜的刺激和损害，从而预防膀胱癌。同理，多饮水也能降低前列腺癌的发生概率。

健康加油站

一些致癌物质通过尿液与泌尿系统接触诱发肿瘤，所以肾盂、输尿管、膀胱、尿道的尿路上皮肿瘤有其共性，并可能多器官发病。由于尿液在膀胱内停留时间最长，所以膀胱癌也成为泌尿系统中最常见的肿瘤。饮水量少会增加膀胱癌和前列腺癌的发病风险，高危人群更需要适当多饮水，以降低肿瘤发生风险。

十三、泌尿系统肿瘤患者每天应该喝多少水

常见的泌尿系统肿瘤包括肾癌、膀胱癌和前列腺癌。泌尿系统肿瘤患者的饮水量有统一要求吗？哪些情况下需要适当多饮水，哪些情况下需要适当少饮水？

听专家说

肾功能正常的泌尿系统肿瘤患者可以正常饮水，有严重肾功能不全的患者需要适当限制饮水量。此外，泌尿系统肿瘤患者在化学治疗（简称“化疗”）期间需要适当增加饮水量。

1. 泌尿系统肿瘤患者的饮水量主要取决于肾功能情况

泌尿系统肿瘤患者的饮水量由其肾功能情况决定。肾癌患者若仅单侧肾脏病变，另一侧肾功能完全正常，即使切除一侧肾，因为另一侧肾功能完全正常，肾脏也可以正常完成排出代谢废物和多余水分的任务，对喝水量的多少不需要刻意限制。因此，肾功能正常且无明显水肿的泌尿系统肿瘤患者和健康人一样，一般推荐每天饮水1 500~1 700mL。如果泌尿系统肿瘤患者有严重的肾功能不全，就要适当限制饮水量，一般饮水量以前一天的小便量加500mL为宜。

2. 泌尿系统肿瘤患者在化疗期间需要适当多饮水

泌尿系统肿瘤患者在化疗（特别是使用可能存在肾毒性的药物）期间需要适当多饮水，可以有效补充人体所需要的水分，促进身体新陈代谢，加快肾毒性药物的排出，降低静脉血栓形成风险，避免或减轻便秘等胃肠道症状，有利于病情恢复。但在饮水时应注意适量，以免增加肾脏负担，引发其他不适。特别是化疗期间部分患者的胃肠道功能较弱，饮水过多可能会出现恶心、呕吐等症状，因此需要适当调整饮水量。如果没有特殊疾病限制及不适，化疗期间每天水的摄入量可达到2 000~3 000mL。

健康
加油站

泌尿系统肿瘤患者饮水健康提示

泌尿系统肿瘤患者饮水量的多少取决于患者肾功能及其他合并症的情况。泌尿系统肿瘤患者在化疗期间需要适当多饮水，但也需要根据自身情况调整饮水量，建议可以在一天中少量多次饮水，且以饮用温开水为主。需要注意的是，每天水的摄入量除了包括饮水、喝汤、喝粥等，还应包括输液量，如果当日输液量较多，饮水量应酌情减少。

第二节 其他系统疾病患者的饮水策略

一、高血压患者需要多饮水吗

很多人在发现自己患有高血压后，就不敢多喝水了。他们认为多喝水会增加血容量，导致血压进一步升高。这种观点是片面的，高血压患者应该适当多饮水。

听专家说

1. 高血压患者血液高凝，应当多饮水

血压升高容易损伤血管壁，导致血液高凝。还有很多高血压患者存在吸烟、饮酒、肥胖等危险因素，也会导致血液高凝。因此，适当补充水分，可以稀释血液、降低血液黏滞度，从而降低发生心肌梗死、脑梗死的风险。

2. 高血压患者应少量多次饮水

虽然建议高血压患者多饮水，但也有一些注意事项。如果一次性大量饮水，确实有可能导致血容量骤然增加，患者可能会出现水肿，血压也更加难以控制，还会加重肾脏负担。但少量多次饮水，通常来讲是安全的，既能补充水分，又不会给身体带来额外负担。建议患者不要等到口渴才喝水，而应该每隔几小时主动喝一次水。

3. 高血压患者最好喝白开水

少量饮用咖啡和茶可能对人体有一定益处，但是对于高血压患者来说，咖啡中含有咖啡因，茶叶中含有茶碱，都具有兴奋神经的作用，会使心率加快、血压升高并干扰睡眠，长期饮用会加重高血压病情。因此，建议高血压患者尽量选择饮用白开水，不要经常性地饮用各类饮品。

健康加油站

高血压患者由于血液高凝，应该适当多饮水，但是不建议一次性大量饮水。建议高血压患者不要等到口渴才喝水，应遵循少量多次的饮水原则。此外，高血压患者要少喝咖啡和浓茶，日常以饮用白开水最佳。

二、糖尿病患者总是口渴怎么办

糖尿病患者容易口渴，这主要是因为血糖过高，会刺激大脑的饮水中枢，使人产生口渴的感觉。此外，糖分需要随尿液排出，会导致体内水分流失增加，也会使人产生口渴的感觉。需要注意的是，这种口渴不能仅靠单纯饮水来缓解，需结合科学的干预方式。

听专家说

如果糖尿病患者总是口渴，需要注意以下几点。

1. 控制好血糖

高血糖是导致口渴的主要原因，因此控制好血糖是改善口渴的关键。具体方法包括饮食控制、合理运动和使用降血糖药等。饮食方面，少吃高糖、高脂、高盐的食物，这些食物会加重口渴症状，也不利于血糖控制，尽量选择血糖指数低的食物，比如粗粮、豆制品、蔬菜等。另外，要适当运动，控制体重，在医师指导下服用降血糖药。

2. 适当多饮水

口渴是大脑对人体发出的求救信号，提示体内缺水，因此需要多饮水。多饮水可以补充血容量，缓解高血糖导致的高渗状态。多饮水还可以增加尿量，促进尿糖排出，在一定程度上有助于控制血糖。患有糖尿病的人血液往往会处于高凝状态，多饮水可以降低血液黏滞度及心脑血管疾病的发生风险。因此，如果糖尿病患者没有合并心力衰竭、肾衰竭等需要限制饮水的疾病，应适当多饮水。

3. 少吃稀饭、汤、面条等半流食

多饮水不等于多饮液体。糖尿病患者千万不要为了增加饮水量而食用过多的液态食物，比如稀饭、糊糊及汤、面条等。这是因为熬煮时间越长的食物越软烂，越容易消化吸收，这些食物血糖指数很高，患者食用后容易导致血糖急剧升高。因此，吃饭尽量吃干不吃稀，水分可以在早晨空腹或两餐之间补充，尽量饮白开水或淡茶水。

三、糖尿病患者能喝“无糖”饮料吗

糖尿病患者往往谈“糖”色变，但面对无糖饮料却放松了警惕，认为可以毫无顾虑地大快朵颐，这是错误的。市售的大部分无糖饮料并不适合糖尿病患者饮用。

听专家说

大部分无糖饮料并非真的无糖，很多添加了代糖。代糖存在以下风险。

1. 代糖会导致更多热量摄入

代糖有明显的甜味，容易刺激大脑产生饥饿和渴望进食的感觉。同时代糖难以促使人体释放传递饱腹感的化学信号，也就是说不容易让人感觉“吃饱了”，这会导致摄入过多的热量。

2. 代糖会间接升高血糖

虽然代糖不会直接升高血糖，但它会影响人体调节血糖的激素分泌。人体在摄入代糖后，大脑会误认为身体摄入了糖分，进而分泌胰岛素。胰岛素具有降低血糖的作用，血糖降低后，人体会感觉饥饿从而进食，间接导致血糖升高。并且长期摄入代糖，会导致人体分泌胰岛素的信号逐渐迟钝，更容易造成胰岛素抵抗，进而诱发或加重糖尿病。

3. 代糖可能破坏肠道菌群

每个人的肠道里都存在许多微生物，各类菌群按一定比例生长和共存，共同维持肠道微生态平衡。但部分代糖，尤其是糖精、三氯蔗糖和阿斯巴甜等，即使摄入量在国家规定的安全范围内，也会改变肠道微环境，影响部分菌群的生长，导致菌群失调。

4. 阿斯巴甜可能致癌

目前尚无确切证据显示阿斯巴甜和癌症之间存在直接关联，但部分研究显示，阿斯巴甜的摄入与癌症（尤其是乳腺癌和肥胖相关癌症）的发生风险存在正相关关系。总体而言，不推荐长期食用含代糖的饮料和食物。

健康加油站

对于无糖饮料，糖尿病患者不要一味追捧，也无须避之不及。代糖只是改善食物口味的辅助手段，无法替代真正的糖分。要想实现真正的控糖，最好是喝白开水或纯茶水，不饮用含糖或无糖饮料。

四、冠心病患者饮水的注意事项有哪些

冠状动脉粥样硬化性心脏病（简称冠心病）的发病与年龄和生活习惯密切相关，其中饮水习惯作为生活方式的一部分，也会对心血管健康产生一定影响。饮水过少会导致血液黏滞度增加，容易形成血栓；饮水过多可能加重心脏负担，诱发心力衰竭。因此，科学饮水对于冠心病患者来说非常重要。

听专家说

1. 如果没有心力衰竭，饮水量不必严格限制

如果冠心病患者心功能是正常的，可以正常饮水。适量饮水可以降低血液黏滞度，补充血容量，降低心肌梗死和脑梗死的发生风险。但是也不要过度饮水，只要保证每天的饮水量满足生理需求即可。这是因为饮水量过大，会导致血容量短期内急剧增加，心脏负担加重，容易诱发心力衰竭。因此，冠心病患者可以正常饮水，但应避免短时间大量饮水，最好分次饮水。

2. 一天的任意时间均可饮水，建议早晨最好喝一杯水

对于冠心病患者来说，清晨是最危险的时段。经过一夜的睡眠之后，体内的水分会随着呼吸、皮肤蒸发和尿液流失，清晨是一天中血容量最少、血液最黏稠的时段，因此心绞痛多发生于清晨。所以，建议冠心病患者每日清晨饮用一杯温白开水，既能稀释血液，又能刺激肠道蠕动，降低心脑血管事件的发生风险。

3. 水的硬度与心血管疾病相关

研究显示，水的硬度与心血管疾病病死率存在关联。生活在硬水区的人群，心脏病发生率较低，推测这与水中总溶解性固体（如钙、镁、锌、铜、铬、硒等）含量较高有关。因此，不建议冠心病患者长期饮用软水，比如不含矿物质的纯净水，饮用具有一定硬度的水或许更有益于心脏健康。

健康加油站

如果没有心力衰竭，冠心病患者可以正常饮水。建议少量多次，每次饮用 200~300mL 为宜。一天的任意时间均可饮水，建议早晨最好喝一杯水。避免长期饮用纯净水。

五、胃病患者饮水应该注意什么

胃病有很多种，大多数胃病属于胃酸分泌过多型，少数情况下胃酸分泌是减少的。不同类型的胃病，饮水的注意事项也有所差异。

听专家说

1. 胃酸分泌过多的患者可以适当多饮水，胃酸分泌减少的患者不宜多饮水

对于胃酸分泌过多的患者来说，多饮水是有好处的。首先，水可以稀释胃酸，减轻胃酸对胃黏膜的刺激，有助于缓解反酸、烧心等症状。其次，饮水可以促进胃肠蠕动，缩短胃酸在胃内停留的时间，还有助于促进排便、预防便秘。对于胃酸分泌减少的患者，则不建议过多饮水，这是因为水会稀释胃酸，进一步加重消化不良。

2. 建议少量多次饮水

在饮水时，应注意避免一次性喝太多水。这是因为一次性大量饮水会增加胃容量，反而容易导致胃胀等不适。并且凡事都是过犹不及，单次大量饮水也容易导致水中毒。因此，建议少量多次饮水。

3. 避免饮用过热或过冷的水

胃病患者应该避免饮用过热或过冷的水。研究显示，长期饮用60℃以上热水的人群患食管癌的风险是其他人群的两倍；长期饮用冷水或冰水也会对胃黏膜造成刺激，容易加重胃病。因此，饮用水的温度以40℃左右为宜，这个温度与人体体温接近，胃肠道最为舒适。

4. 避免饮用含酒精或咖啡因的饮料

酒精和咖啡因都对胃有比较强的刺激性，它们一方面会促进胃酸分泌，另一方面会损伤胃黏膜保护层，导致胃黏膜充血、肿胀和糜烂。因此，胃病患者应该少饮用浓茶、咖啡和白酒，防止病情加重。

健康
加油站

胃病患者需根据胃酸分泌类型确定饮水量，适量饮水对于大部分胃病患者来说是有益的，但是需要注意饮水量和饮水方式。避免一次性喝太多水，尽量选择温开水，避开进食时间饮用。此外，避免饮用含酒精或咖啡因等对胃有刺激性的饮料。

六、高尿酸血症和痛风患者每天应当喝多少水

尿液是尿酸排泄的主要途径，充足的尿量是促进尿酸排出的关键。《中国肾脏疾病高尿酸血症诊治的实践指南（2017 版）》明确指出，高尿酸血症患者需要保证充足的饮水量，以保持每日尿量在 2 000mL 以上。

听专家说

多饮水有多方面益处。首先，多饮水可以促进尿酸排泄，降低血尿酸水平。其次，若尿量较少，尿中尿酸浓度过高，容易形成尿酸结石，多饮水可以预防尿路结石。此外，有研究显示，多饮水可以缩短痛风发作的持续时间，减轻疼痛症状。因此，若患者心肾功能正常，建议日常多饮水，保证每日尿量在 1 500mL 以上，最好为 2 000~3 000mL。

但需要指出的是，高尿酸血症和痛风患者应避免饮用含糖饮料。这是因为果糖会促进尿酸合成、减少尿酸排泄，因此建议患者少喝果汁、碳酸饮料、蜂蜜水及各种能量饮料。高尿酸血症和痛风患者还应该避免饮酒，酒精会促进尿酸合成、阻碍尿酸排泄，使血尿酸进一步升高；此外，啤酒本身含有鸟苷酸，会转化为嘌呤，也容易导致血尿酸升高。因此，需严格限制酒精摄入，禁饮白酒、黄酒和啤酒。红酒是否会使血尿酸水平升高仍存在争议。

健康 加油站

高尿酸血症和痛风患者需要多饮水，以保持每日尿量在 2 000mL 以上，但应注意避免饮用酒精和含糖饮料。

七、喝苏打水能降尿酸吗

临床治疗高尿酸血症时，医师有时会给患者开具碳酸氢钠，其作用是碱化尿液，促进尿酸溶解和排泄。此时有人会问，碳酸氢钠不就是小苏打吗？那我是不是喝苏打水就可以了？答案是否定的。

听专家说

碱化尿液是治疗高尿酸血症的手段之一，对于接受药物治疗或有尿酸结石的高尿酸血症患者，建议将尿 pH 值维持在 6.2~6.9。这是因为碱性环境下，尿酸溶解度高，有利于尿酸从尿液排出。但尿液过度碱化又容易形成草酸钙及其他类型结石，因此尿液 pH 值在 6.2~6.9 是最合适的。

苏打水是含碳酸氢钠的一类饮品，呈弱碱性，其中含有的碳酸氢钠确实可以碱化尿液、促进尿酸排出。但是苏打水中所含的碳酸氢钠极其有限，大部分产品每 500mL 仅含 0.2~0.3 克碳酸氢钠，大约相当于半片碳酸氢钠药片。由此可见，若想达到药物的治疗效果，需要饮用极大量的苏打水。此外，市售的许多苏打水除了含碳酸氢钠外，还会添加糖、香精和食品添加剂，由此带来的危害可能抵消了其中所含的碳酸氢钠的益处。因此，高尿酸血症患者可以喝苏打水，但一定要注意看成分表，尽量选成分简单的苏打水。

健康 加油站

苏打水有微弱的降尿酸作用，高尿酸血症患者可以喝一些苏打水，但不能仅靠饮用苏打水来降低尿酸。减少高嘌呤饮食的摄入、多运动、服用降尿酸药物更为重要。在选择苏打水时，尽量选择成分简单、不含糖及添加剂的产品。

八、高脂血症患者能喝茶或咖啡吗

多项研究显示，适当摄入茶或咖啡对人体有益，那么高脂血症患者可以饮用茶或咖啡吗？答案是可以，但有一些注意事项。

听专家说

研究表明，长期饮茶可以降低血脂、改善脂肪堆积并减轻体重。这一效果在绿茶、红茶、黑茶等各种类型的茶叶中均得到验证，其中普洱茶、茯砖茶和金花茶的相关佐证更为充分。多项研究显示，咖啡中的咖啡因具有降低血脂和减轻体重的作用，但也有研究显示，未经过滤的咖啡可能会使血脂升高，这可能与咖啡豆中的咖啡醇和卡韦醇会升高血脂有关，而经过滤的咖啡则不会产生此问题。由此可见，茶和经过滤的咖啡不会对血脂造成不良影响，并且有可能改善血脂状况，因此无需因血脂高而不敢喝茶或咖啡，但高脂血症患者在饮用茶或咖啡时需要注意以下几点。

（1）茶或咖啡中的咖啡因会对人体产生多种影响，切勿为了改善血脂而大量饮用，否则可能引发心率增快、胃部不适、头痛、失眠、骨质疏松等不良反应，反而抵消其益处。

（2）避免过量饮用含全脂牛奶和

添加糖的茶或咖啡。此前相关研究中提及的茶与咖啡，均为不加奶、不加糖的品类，如果长期饮用加奶、加糖的饮品，会导致脂肪和糖分摄入过多，从而加重高脂血症和肥胖；如果为了改善口感，可以添加脱脂牛奶或燕麦奶，尽量少放糖。

健康加油站

现有证据尚不足以确定应该鼓励还是反对高脂血症患者饮用茶或咖啡。如果高脂血症患者本身喜爱茶或咖啡，是可以饮用的，但不建议为了降低血脂而大量饮用，且在饮用茶或咖啡时，尽量减少全脂牛奶和糖的添加。

九、多喝水真的能治感冒吗

目前除流行性感冒病毒外，其他病毒引起的感冒尚无特效药，因此，多休息、多喝水成为感冒的主要应对方式。那么多喝热水真的可以治感冒吗？

听专家说

事实上，水本身并不能直接增强免疫力或杀死病毒。人体免疫系统才是对抗感冒的主力军，而充足的水分摄入可以帮助免疫系统更好地运作。多喝水对于感冒有诸多益处。

（1）感冒时往往伴有发热或食欲下降，易造成身体液体流失过多、摄入不足，多喝水可以及时补充液体，维持体液平衡。

（2）多喝水可以促进排汗，帮助身体散热，有助于降低体温。

（3）多喝水有助于稀释鼻腔和气道的分泌物，并舒缓呼吸道黏膜，使鼻涕和痰液更易排出。

（4）多喝水有助于改善血液循环，增加尿量，促进毒素和炎症介质随尿液排出体外。

此外，研究显示蜂蜜水对感冒可能有益。蜂蜜能降低咳嗽的频率与严重程度，其效果比部分止咳药更显著，并且不良反应明显少于药物。因此，咳嗽明显的患者，可以在饮水中加入蜂蜜，每次2.5~5mL（相当于0.5~1茶匙），需要注意的是，1岁以下的儿童不建议摄入蜂蜜，因为有肉毒素中毒的风险。

健康 加油站

虽说多喝水对感冒有好处，但应注意避免过度饮水导致水中毒，并且除了饮水，保持清淡饮食、多休息、注意保暖并勤开窗通风，也有助于缓解病情。

十、哪些疾病需要少饮水

水是生命之源，通常情况下多喝水对身体有益，但是在某些疾病状态下，如肾衰竭、心力衰竭、肝硬化等，多喝水不仅无益，反而可能带来危害。

听专家说

1. 肾衰竭

肾功能下降时，身体的排水能力下降，容易出现液体潴留，但并非所有肾脏疾病患者都需要限制饮水，轻度肾功能异常、尿量正常且无水肿的肾脏病患者，可保持正常饮水。但我们也不鼓励此类患者多饮水，因为此时虽然肾脏功能尚可代偿，但多饮水仍会加重肾脏负担，因此按需正常饮水即可。如果患者已经出现了比较明显的肾功能下降，尿量减少，无法正常排泄毒素和水分，进而出现下肢或全身水肿，或难以控制的高血压，则不宜大量饮水，以免加重症状，此时需要限制水的摄入。

2. 心力衰竭

心力衰竭患者，由于心脏泵血功能受损、肾脏灌注不足和神经内分泌系统被激活，会出现液体潴留，表现为水肿和喘憋等症状。此时如果大量饮水，会导致体内液体量进一步增多，心脏负担随之加重，这对于原本脆弱的心脏来说是雪上加霜。因此，心力衰竭患者，也需要限制水的摄入。

3. 肝硬化

并非所有肝病患者都不能多喝水，比如脂肪肝患者、病情稳定的乙型肝炎病毒携带者等，是可以正常饮水的。但是如果肝脏疾病发展到肝硬化的程度，肝脏结构和功能的损害已经比较严重，受门静脉高压症、低白蛋白血症、神经内分泌系统激活等因素影响，会出现液体潴留，进而引发水肿和腹水等症状。此时如果大量喝水，会增加腹水量、加重水肿。因此，肝硬化失代偿的患者需要限制饮水。

健康
加油站

多数情况下，多饮水对身体有益，但肾衰竭、心力衰竭及肝硬化患者因器官功能障碍，无法将水分充分排出体外，大量饮水会增加身体负担，使症状和病情加重，此时需要在医师的指导下限制饮水量。

十一、控制饮水有哪些小窍门

在某些疾病状态下，我们需要控制饮水量，但是少喝水要比多喝水难办得多。下面我们就来讲讲控制饮水的小窍门。

听专家说

1. 限盐是限水的第一步

人们通常在口渴时才想喝水，而口渴往往是钠摄入过多导致的，也就是吃得太咸了。减轻口渴感，能有效降低喝水的欲望。因此，清淡饮食是控制饮水的第一步，建议不吃或少吃高盐食物，如酱菜、咸菜、熏肉等，还有些零食，比如话梅等，虽然口感是甜的，但含有大量钠，也需要少吃。此外，做菜时，尽量养成使用计量茶匙的习惯，每天食盐的摄入量不超过 5g。需要注意的是，除了食盐，味精、鸡精、酱油也含有钠，如果使用了这些调味品，食盐更要少放。并且建议做菜时最后放盐，这样使舌上味蕾受到较强刺激，既能唤起食欲，又能减少盐的摄入量。

2. 少食用含水量高的食物

有些患者会有疑问，“我已经几乎不喝水了，为什么医生还是说不行？”这是因为患者错误地理解了水的含义。水不单单指我们喝的白开水，我们日常摄入的所有食物都含有水，比如饮料、茶、咖啡、牛奶、汤的含水量几乎达 100%，粥、土豆泥、煮面条及水果、蔬菜的含水量约 75%，即使看起来为固态的食物（比如米饭、熟土豆）含水量也有 50%。因此，需要限制饮水的患者应减少食用含水量高的食物，如豆浆、果汁、西瓜、蔬菜、豆腐、牛奶及煮和炖的食物等。

3. 有计划地喝水

建议需要限水的患者使用带刻度的杯子，将每天计划喝的水平均分配，这样就可以知道今天已经喝了多少水，还能喝多少水。此外，要养成小口喝水、不一饮而尽的习惯；还可以将部分水结成冰块，口渴时含在口中。需要限水的患者尽量不要喝饮料，以白开水为宜，如果为了改善口感，可在水中加入柠檬片或薄荷叶。

健康
加油站

控制饮水的首要环节是控制钠的摄入，过咸或过甜的食物容易引发口渴。在坚持清淡饮食的基础上，建议尽量选择含水量较低的食物，比如面包、饼干等，减少汤、粥等液态食物的摄入。此外，对自己一天的饮水量要有合理安排，分次、少量饮水。

（王 宓 王 琰）

第九章

不同场景下科学饮水

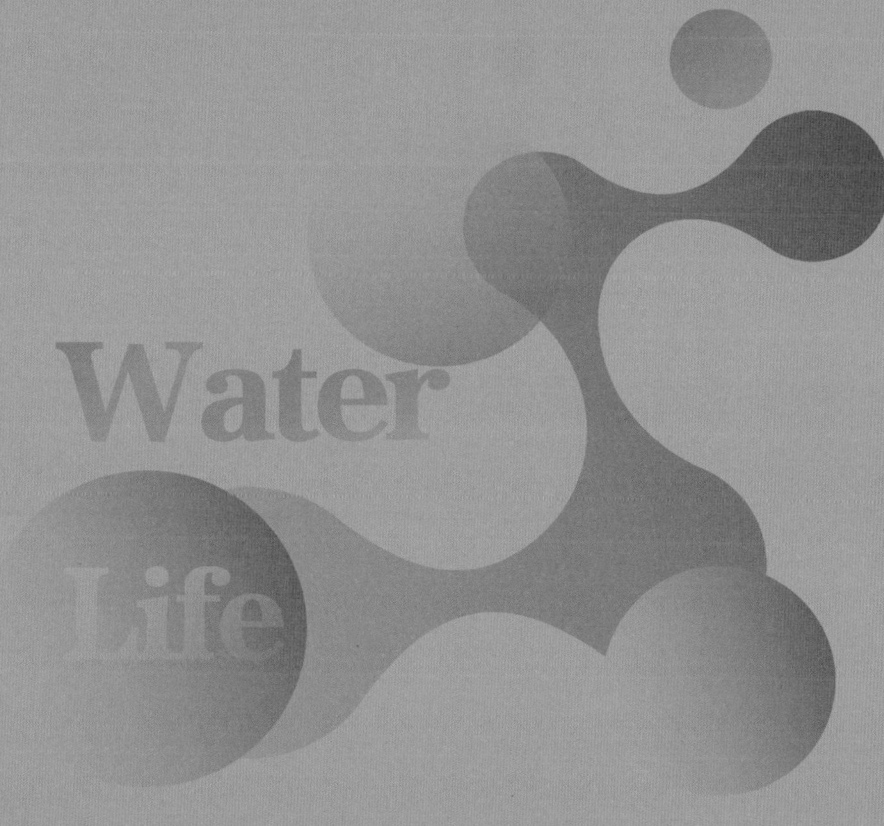

第一节 运动场景下科学饮水

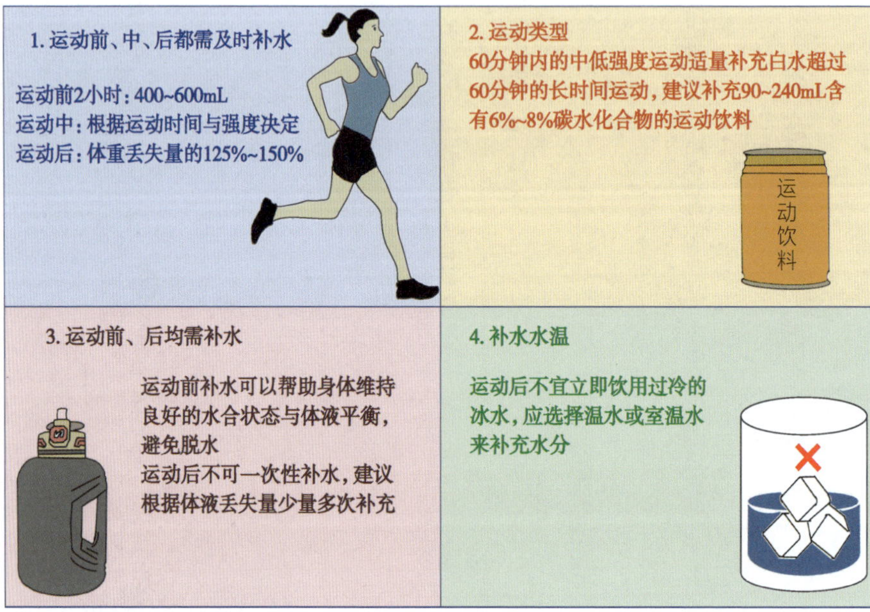

运动场景下科学饮水

一、运动时需要喝多少水

水分补充是运动中维持身体功能、预防脱水的关键。不同的运动强度、时长以及个人体质都会影响所需的水分摄入量。一般来说，运动前、中、后均应该少量多次补水。建议运动前 2 小时补充 400~600mL 的水或低温运动饮料；运动中根据运动时间和强度进行补水，每小时的补水量不宜超过 800mL；运动后补水量为体重丢失量的 125%~150%。

听专家说

运动中维持良好的水合状态与体液平衡，是科学运动的重要内容。为了避免运动导致体内水分和电解质大量流失，运动爱好者需要在运动前、中、后进行科学补水，预防运动性脱水的发生与发展。实际补水量需要根据运动环境、运动时长、运动强度以及自身代谢特征综合确定。

1. 运动前补水

需根据运动项目和天气环境的具体情况，在运动前适当补水。一般建议运动前2小时补充400~600mL含有电解质和糖的运动饮料。在运动前30分钟左右补充300~500mL运动饮料（15℃左右），有利于增加运动时的血容量，促进排汗，减缓体温上升，从而延缓脱水的发生。补水遵循少量多次原则，若是短时运动项目，则无需考虑额外补水。

2. 运动中补水

运动过程中出汗量较大，及时补水预防脱水十分必要。补水量需要根据出汗量的多少而调整。一般情况下，每小时的补水量不宜超过800mL，少量多次进行，建议每隔15~20分钟补水150~350mL，水温以15~22℃为宜。若运动时长超过60分钟，需要考虑补充含电解质和糖的饮品；若运动时长不超过60分钟，仅补充白水即可。

3. 运动后补水

由于运动时出汗量大，运动中不可能补足机体全部的失水，一般最多只能补充失水量的70%左右。因此，运动后48小时内仍需继续少量多次补水。运动后补水量一般通过尿量和尿液颜色、运动前后体重变化等指标进行判断。运动后，若观察到尿量减少、尿液颜色变深，且体重丢失2%，说明身体处于脱水状态，建议补水量为体重丢失量的125%~150%。补水种类需要根据具体运动项目和自身代谢情况进行适当调整。

健康
加油站

在运动前、中、后的液体补充过程中，可通过记录运动时的口渴感、体重变化、尿液颜色及排尿频率等情况，判断身体在运动中的状态，并及时调整补水方案。另外，在训练或运动过程中，当环境、身体状态等发生改变时，也需要及时调整补水计划。需要注意的是，口渴感在大量体液（体重的 1%~2%）流失后才会出现，应被视为“紧急”缺水信号，而非最佳补水时机。如果运动前后体重变化超过 2%，则可能无法从锻炼中获得最佳的收益。

二、运动时需要喝运动饮料吗

运动中选择合适的液体饮料至关重要，盲目摄入运动饮料不仅无法达到预期的运动提升效果，还可能因为摄入过多糖分和电解质而影响身体健康。运动时是否需要喝运动饮料，主要取决于运动的时长、强度及个人身体需求。

听专家说

运动饮料是根据运动时人体的生理消耗特点配制的，可以有针对性地补充运动中流失的营养，起到保持、提高运动能力，加速运动后疲劳消除的作用。不过，运动时并非必须饮用运动饮料，补水类型可根据运动时长和强度进行调整。

1. 为什么要根据运动情况选择不同的运动饮料

短时间、低强度运动时，汗液流失及机体能源物质消耗较少，通过补充白水维持水平衡即可。运动饮料的补充有可能导致糖摄入超标，使机体面临能量过剩的风险。随着运动强度增加、运动时间延长，汗液流失量增加，导致机体的电解质平衡、渗透压平衡等被破坏；同时能源物质持续消耗，导致运动能力下降。只喝白开水不仅不能达到解渴的目的，还会使血液稀释，导致运动性低钠血症。运动饮料所含电解质以钠离子、钾离子为主，有助于维持运动中的电解质平衡；并且运动饮料是糖浓度为6%~8%的等渗或低渗饮料，有助于促进机体对糖的吸收利用，满足运动中的能量供应需求。

2. 如何根据运动情况选择运动饮料

一般情况下，60分钟以内的中低强度运动，适量补充白开水就能缓解身体的脱水状况。而对于超过60分钟的长时间运动，为了维持运动能力，建议每10~20分钟补充90~240mL含有6%~8%碳水化合物的运动饮料。

健康 加油站

需要注意的是，不能用普通含糖饮料代替运动饮料。市售含糖饮料含糖量普遍较高，容易引起胃肠不适，还会造成能量过剩。另外，在没有大量运动或者出汗较少时，不建议饮用运动饮料，特别是肾脏、血压有问题的人群，以及儿童和老年人，都不建议随意选择运动饮料。

三、运动后很热可以喝冰水吗

运动后身体处于高温状态，血管扩张，血液循环加快，此时喝冰水可能导致血管急剧收缩，加重心脏负担并引发身体不适。而且，冰水还会刺激胃肠道，容易引发腹痛、腹泻等问题。建议运动后选择温水或常温水慢慢饮用，既解渴又有利于身体恢复。

听专家说

许多运动爱好者在运动后会选择喝冰水，是因为冰水给人清凉感和爽快感。由于运动后机体产生大量热量，一杯冰水可以迅速降低口腔和喉咙温度，但是机体真的能接受这种刺激吗？下面将从三个方面解读运动后即刻饮用冰水的不利影响。

1. 冰水影响消化系统功能

运动后饮用冰水可能导致胃部不适。在运动过程中，身体会因为运动而提高代谢率，产生大量热量。此时，摄入过冷的冰水会对胃黏膜造成刺激，可能引起胃部不适、胀气、腹痛甚至腹泻等症状。消化系统需要保持一定的温度来进行有效的消化和吸收。饮用过冷的冰水会使消化系统的温度骤降，这种急剧的温度变化会影响胃肠道的正常蠕动和消化酶的活性，对消化系统造成负担，降低身体的舒适度和消化效率。长期饮用冰水可能对胃肠黏膜产生刺激，甚至引起慢性胃炎等疾病。

2. 冰水影响散热机制

过冷的冰水会影响身体的散热机制。运动后，身体处于高温状态，通过出汗等方式散热，帮助身体恢复正常体温。然而，饮用过冷的冰水会使血管收缩，影响体表血管扩张，减缓了身体散热的速度，使体温调节更加困难。这不仅会延长身体恢复的时间，还可能增加中暑等热应激反应的风险，对身体健康造成不利影响。

3. 冰水影响新陈代谢

过冷的冰水可能影响身体的新陈代谢。人体在运动后需要恢复体力和能量，新陈代谢处于活跃状态，而饮用过冷的冰水会使体内温度快速下降，导致身体需要消耗额外的能量来维持体温平衡，进而影响正常的新陈代谢过程，减缓身体恢复速度，对身体健康和运动表现产生不利影响。

健康加油站

对于长时间、剧烈运动后的水分补充，可以选择温水搭配少量盐分，或含电解质的运动饮料，以帮助机体快速恢复体力和水分平衡。

四、运动前不喝水，运动后一次性补够可以吗

运动前适量饮水是维持体液平衡、预防运动脱水的关键。如果不提前补水，运动中身体更容易缺水，进而影响运动表现和身体健康。运动后一次性补够水的做法并不科学，也不利于身体健康。采取正确的补水方式才能有效预防脱水、促进运动恢复，维持身体健康。

听专家说

不少运动爱好者没有运动前补水的习惯，并且存在着运动后一次性补够水的错误做法。在运动过程中，科学饮水至关重要。这不仅能帮助维持身体健康，还能有效提升运动表现。

1. 运动前不喝水的不良影响

运动前饮水可以帮助身体维持良好的水合状态与体液平衡。良好的水合状态和体液平衡，有助于维持肌肉的弹性和柔软性，避免肌肉痉挛，缓解肌肉疲劳，加速营养物质的吸收和利用，是提升和维持运动表现的基本要素。所以，运动前不喝水，会增加运动中脱水的风险，影响运动能力的正常发挥。

2. 如何在运动后正确饮水

运动后饮水是为了补充运动中流失的水分，恢复体液平衡。但一次性大量饮水会加重肾脏负担，引发胃部不适，如胀气、胃部疼痛等，并且一次性大量补充白水还容易增加运动性低

钠血症的发生风险。极端情况下,过量饮水还可能导致水中毒,危及生命。因此,即便是运动后补水,也要根据体液丢失量进行少量多次补充。一般要求运动后 6 小时内的补水量,需达到运动中体重丢失量的 125%~150%。

健康加油站

运动爱好者需重视运动前补水,同时避免运动后一次性大量补水。建议根据体液丢失量少量多次补水。切记不要过度补充水分,因为过度饮水是引发低钠血症(即血钠低于 135mmol/L)的潜在原因。低钠血症可能导致腹胀、呕吐、意识混乱、呼吸窘迫,严重时还会因脑水肿引发死亡。

第二节 高温工作场景下科学饮水

高温作业是指在高气温，或有强烈热辐射，或伴有高气湿（相对湿度≥80% RH）的异常作业条件下，湿球黑球温度指数（WBGT 指数）超过规定限值的作业，包括高温天气作业和工作场所高温作业。高温天气是指地市级以上气象主管部门所属气象台站向公众发布的日最高气温 35℃以上的天气。高温天气作业则是用人单位在高温天气期间安排劳动者在高温自然气象环境中进行的作业，如野外考察、露天装卸、建筑施工、环卫作业、巡线巡检等。当工作地点平均 WBGT 指数≥25℃时，即被认定为工作场所高温作业，常见于金属冶炼、金属铸造、纺织印染、玻璃制造等行业。

一、在高温环境下工作时需要多少水分

在高温环境下工作时，人体面临着严峻的水分流失挑战。汗液的大量排出，不仅会导致体内水分迅速减少，还可能引发脱水、中暑等健康问题。因此，了解并科学补充所需水分量，对于维护身体健康、提高工作效率至关重要。

听专家说

在高温环境下，环境温度接近甚至超过皮肤温度，人体需要散发的热量增加，而散热途径却相对减少。在这种情况下，汗液蒸发成为身体维持体温稳定的唯一散热方式，进而导致出汗量显著增加，每小时出汗量可达1L。大量出汗会引发脱水，脱水造成的体液量减少会影响血液循环，使身体的肌肉、大脑及其他主要器官无法获得充足的血液供应，同时血浆传递

到体表的热量也会减少，人体可能出现肌肉疲劳、体温升高、身体协调性和认知功能下降。严重的高温脱水还可能引发热痉挛、中暑，甚至诱发热射病，危及生命安全。

如何预防脱水

（1）在高温环境中进行中等强度作业活动时，每 15~20 分钟喝 1 杯水（200~300mL），每人每天至少需要补充 3~5L 水。

（2）大量出汗的情况下改善水合状态极其困难，因此保持充足水分至关重要，建议在口渴前就开始饮水。

（3）在出汗特别多或膳食中盐摄入量可能不足的情况下，可饮用电解质替代饮料，增强水分的吸收与保留。

（4）在高温环境下工作时，最适宜的饮水温度为 10℃左右。

健康加油站

需要注意的是，要避免过度饮水，尤其在汗液流失较少的情况下，可以根据体重变化、尿液颜色和口渴程度来评估水分需求。饮水方式以少量多次为宜，每次饮水量不宜过多，以免增加心脏和胃肠的负担。

二、在高温环境下工作时需要补充电解质吗

在高温环境下工作时，大量出汗不仅造成机体水分大量流失，还会导致体内无机盐不同程度丢失，其中以钠、钾、氯为主。这种流失容易引发体液中的电解质紊乱，出现低钾血症、低钠血症等。电解质紊乱还可能导致肌肉痉挛，痉挛时的肌肉会突然收缩并变得僵硬，同时伴有剧烈疼痛，严重影响工作效率和身体健康。

听专家说

在高温环境下工作时，尤其长时间高温作业时，仅仅补充水分是不够的，还需要补充适量的盐分，以维持电解质平衡。如果只单纯补充水分，可能会加重体内电解质紊乱，导致血液中钠离子浓度相对降低，进而引发低钠血症。因此，高温作业时适量补充淡盐水是正确且合适的做法。

电解质补充策略

（1）淡盐水中含有一定量的钠离子和氯离子，可以补充体内因出汗而流失的电解质，并帮助身体更好地吸收和利用水分。可在水中加入少量食盐[每500mL水中加入约4.5g（半茶匙）食盐]制作淡盐水。

（2）当每日出汗量>3L时，还可以选择补充电解质－碳水化合物饮品（每100g饮品中含钠25~70mg，钾9~25mg，碳水化合物5~9g）来补充体内所需的水分和电解质。

健康加油站

淡盐水的浓度要适中，不宜过高，一般建议不超过0.9%的生理盐水浓度。过高的浓度会导致体内渗透压升高，反而加重身体负担，甚至引起水肿、高血压等。专为运动而设计的运动饮料通常碳水化合物含量较高，因为剧烈运动期间维持血糖是首要任务。然而，在高温工作环境中，饮用运动饮料可能导致热量摄入过多，选择低碳水化合物的电解质饮料会更合适。

三、在高温环境下工作时可以一次性大量喝水吗

在高温环境下工作时，机体需要通过血液循环调节和蒸发汗液来散热，因此补水是高温作业中至关重要的环节。很多高温作业人员或在高温环境下运动者，因身体大量缺水，常会选择一次性大量喝水解渴。这种方式看似便捷，实则存在诸多健康隐患。

听专家说

在高温环境下工作时，不可以一次性大量喝水。国家卫生健康委员会发布的《高温作业人员膳食指导》（WS/T 577—2017）中对高温作业下的饮水给出了建议：应少量多次饮水，每次200~300mL。

一次性大量喝水的危害

加重心脏负担：短时间内摄入大量水分时，会使体内的血容量迅速增加，静脉回心血量也会相应增加，进而加大了心脏负担。

引发“水中毒”：大量出汗时，机体会流失钠、钾等电解质，此时一次性大量喝水易造成低钠血症，即我们常说的“水中毒”，从而出现头晕眼花、呕吐、虚弱无力、心跳加快等症状，严重时甚至危及生命。

导致肠胃不适：一次性快速喝水会使胃部迅速扩张，刺激胃肠道，容易诱发胃痉挛或者其他不适症状。尤其在高温环境下，人们会更加偏爱冷饮（如冰碳酸饮料等），一次性快速摄入这类饮品，会导致胃肠黏膜突然遇冷，引起毛细血管收缩，从而导致胃肠道不适。

健康
加油站

无论环境温度如何变化，日常都要养成慢慢喝水、少量多次的习惯。先小口润湿口腔，缓慢补充流失的水分，给身体足够的时间恢复与调整，之后再小口多次饮水，帮助身体逐渐吸收和利用水分。在高温环境下，可以适当补充淡盐水，防止低钠血症的发生。

四、在高温环境下工作时为什么有时越喝水越口渴

在高温环境下工作时，人体会快速流失水分，导致口渴难耐。然而，有时我们会发现一个奇怪的现象：越喝水，反而越觉得口渴。这与体内电解质平衡及补水方式等因素密切相关。

听专家说

在高温环境下工作时出现越喝水越口渴的情况，可能是因为出汗导致的电解质和水分流失没有得到及时且适当的补充。

1. 越喝越渴的原因

电解质与水分同步流失，但未同时补充：机体大量出汗带走的不仅是热量，还有水分和钠、钾、氯等电解质。为了恢复水分平衡，大脑会接收到口渴的信号，促使我们产生饮水的欲望。这时，如果不能及时补充流失的电解质，体内的电解质含量减少，会影响身体的渗透压平衡。这就导致我们摄入的水分不仅不能有效地被吸收和保留在细胞内，反而更容易随汗液排出。然而，排汗的同时又会进一步带走体内的电解质，形成恶性循环——越喝水反而感觉越口渴。

饮水行为模式与生理反馈错位：喝水速度过快，可能无法充分滋润口腔和咽喉，导致口渴感持续存在。同时，口腔内的湿度感受器也需要时间将信号传递至大脑饮水中枢，快速吞咽的饮水方式无法充分激活这些感

受器，大脑会持续接收口渴信号，即使胃部已摄入水分，仍会产生心理性口渴。

2. 如何缓解口渴

注意补充电解质：摄入富含电解质的食物或饮料，有助于恢复电解质平衡和缓解口渴。

注意饮水方式：一次性快速大量饮水不仅不能解渴，还会增加心脏负担。正确的饮水方式是少量、多次、慢饮，可以尝试将一口水含在口中，细细品味后分多次咽下。

健康加油站

日常膳食中富含电解质的食物如下。

富含钾离子的食物：如香蕉、橙子、菠菜等。

富含钠离子的食物：如海米、虾皮、海带及其他海鲜类食物。

五、在高温环境下工作时对饮水的温度有要求吗

在高温环境下，机体散热效率降低，且机体产热增加，容易引起体温升高。为了维持体温稳定，人体需要采取一系列措施来调节体温，饮水便是其中重要的调节手段，而饮水温度在这一过程中扮演着重要角色。

听专家说

在高温环境下，适量饮用温度适中的冷水或温水（水温不低于 10℃）是最为理想的选择。这样的饮水方式不仅能够有效补充水分，还能够帮助身体维持稳定的体温，促进身体健康，又不会对身体造成过度刺激。

饮用冷水（水温不低于 10℃）的益处

降低体温：当摄入较冷的液体时，体内产生的热量会把液体加热到与体温一致，这个过程能快速降低口腔和胃肠道的温度，进而帮助降低整体体温。

降低出汗率：当摄入较冷的液体时，引起内部热量损失，可能会减少皮肤汗液的蒸发，从而降低出汗率。这在一定程度上可以防止因高温造成的脱水现象。

缓解口渴：喝冷水能够促进口腔和咽喉部的血液循环，增加口腔内的湿润度，从而有效缓解干燥引起的口渴。

健康
加油站

虽然冷水在高温作业时具有一定的降温效果，但饮水温度不宜低于 10℃。并非所有人都适合饮用冷水，对于胃肠道不适、心脏有问题的人来说，喝冷水可能会加重身体负担，需要根据个人的体质和健康状况来选择饮水温度。此外，含有薄荷醇的饮品能够产生类似“物理冷却”的清凉感，也有助于降低体温和缓解热感。

第三节 寒冷天气下科学饮水

一、寒冷环境中没感到口渴，我需要喝水吗

在日常生活中，我们常常依据口渴的感觉来判断是否需要喝水。然而，与高温环境不同，寒冷环境中人们不容易感到口渴。其实，很多时候即使没感到口渴，我们的身体可能也在向我们发出需要补充水分的信号。那么，通过口渴来判断是否需要喝水这种方式真的可靠吗？

听专家说

在寒冷的天气下，即使没有口渴的感觉，也建议少量多次地补充水分，以确保身体水分充足。

寒冷天气下没有口渴感觉的原因

机体生理反应调节：当环境温度为10~16℃时，人体会出现外周血管收缩和外周血流量降低等生理反应，以维持体内热量平衡。因此，寒冷环境会抑制机体的口渴感，导致补水量减少，进而增加机体脱水风险。所以，即使不感觉口渴，也需要少量多次喝水来预防机体脱水。

口渴感有延迟：只有当机体流失1.5~2.0L水分后，才会产生口渴感，此时身体已经处于脱水状态。因此，仅依靠口渴感来补充水分，容易导致水分摄入不足。除口渴感外，我们还可以通过体重变化、尿液颜色、疲劳、头痛、心跳加快、低血压、口干舌燥与皮肤干燥等信号，判断身体是否需要补水。

为了保持良好的水合状态，建议每天摄入足量的水，寒冷天气中更需如此。

二、寒冷环境中如何确保足量饮水

在寒冷环境下，出汗量相对较少，人们通常不容易感到口渴，但身体仍需要充足的水分来维持正常生理功能。即使没有大量的汗液流失，身体也会通过呼吸、尿液等途径流失水分。此外，寒冷环境下干燥的空气也会加剧机体水分流失。所以，在寒冷环境下保持适当的水分摄入对维持身体电解质平衡和健康至关重要。那么，我们应该如何在寒冷环境下保证足量饮水呢？

听专家说

《中国居民膳食指南(2022)》对足量饮水的建议指出："应主动喝水、少量多次，处于温和气候下轻体力活动水平的男性每日饮水 1 700mL、女性每日饮水 1 500mL。建议饮水的适宜温度为 10~40℃。"在寒冷环境下，可以通过提供温暖的饮水、定时提醒、多喝热饮和开展饮水意识教育等方式，帮助人们足量饮水。

寒冷环境中如何足量饮水

定时喝水，养成饮水习惯： 可以通过定时提醒喝水，帮助养成良好的饮水习惯，确保足量的水分摄入。喝水要遵循"少量多次"原则：每次以 100~150mL 为宜，间隔时间为半小时左右；小口喝水比大口灌水更能解渴，也更利于人体吸收。

确保饮用水温度适宜： 在寒冷环境下，饮水温度建议控制在 40℃左右，热水不仅能提升冬季饮水的舒适度、提高饮水意愿，还能帮助维持体温、促进身体对水分的吸收，有助于维持水分平衡。寒冷环境下可以使用保温杯装水，保证饮水温度适宜。但需要注意水温不宜过高！水温超过 65℃，会对口腔和消化道造成慢性损伤，还会增加食管癌的患病风险。此外，在寒冷环境下，还可以喝一些热茶、热汤等热饮来增加水分摄入量，同时有助于保持体温。

我们应在平时养成主动饮水的习惯，不要等到口渴时才喝水！

三、寒冷环境中可以随意摄入咖啡、茶及酒精类饮品吗

当寒冷的天气来临，我们在选择饮品时可不能随意。你是否知道，有些我们日常爱喝的饮品在寒冷天气下可能需要谨慎摄入。香浓的咖啡、淡雅的茶、刺激的酒精，这些饮品在寒冷天气中究竟会对我们的身体产生怎样的影响呢？

听专家说

咖啡、茶和酒精类饮品有加速机体水分流失的风险，在寒冷天气下需要谨慎选择。

1. 咖啡因是利尿剂

咖啡和茶中所含的咖啡因是一种利尿剂，可能增加尿液排出量，进而导致脱水。在寒冷天气下，身体对水分的需求更高，过量摄入咖啡因可能加剧脱水，影响身体水分平衡。因此，需适度控制含咖啡因饮料（如咖啡、茶、可乐等）的摄入量。

2. 酒精是脱水剂

酒精是一种脱水剂，过量饮酒会加重身体水分流失。此外，在寒冷天气下，过量饮酒还会影响身体对寒冷环境的适应能力。因此，应避免过量饮酒，尤其是在户外活动或寒冷环境中。

健康加油站

寒冷环境中建议选择温暖的饮品，如白水、温茶或温汤，有助于维持体温和补充水分。

养成定时喝水的习惯，保证适量的水分摄入，尤其户外活动或剧烈运动时更需注意。

四、寒冷环境中运动时应该补充多少水分

在寒冷条件下运动时，人体出汗率虽相对降低，但对液体的需求反而可能增加。这是因为在寒冷环境中，人们往往会减少水分摄入，同时暴露在寒冷环境中会导致呼吸性水分损失增加。此外，寒冷的环境还会抑制口渴反应，并增加排尿需求。所以，寒冷环境中运动时更需重视补水。

听专家说

在寒冷环境中，应根据运动强度、持续时间和个人的生理需求，在运动期间每15~20分钟补充150~350mL液体。

补水策略

运动前补水：运动前充分补水至关重要。美国奥林匹克委员会建议，冬季运动员在运动前2~3小时摄入约470mL液体，训练前15分钟再摄入200mL左右液体。

运动中补水：在训练期间，每15分钟左右就需要补充150~250mL液体。选择摄入运动饮料有助于液体存留，还能满足能量需求。

适宜的水温：寒冷环境下尽量选择温热的液体，液体温度以15~22℃为宜，补水需遵循少量多次的原则。

具体补水量取决于运动强度、持续时间、个体体重、排汗量、环境温度等多种因素。建议制定定期饮水计划，根据运动计划和尿液颜色调整补水量，确保在寒冷环境中保持良好的水分平衡，以维持身体正常生理功能和运动表现。

第四节 用餐场景下科学饮水

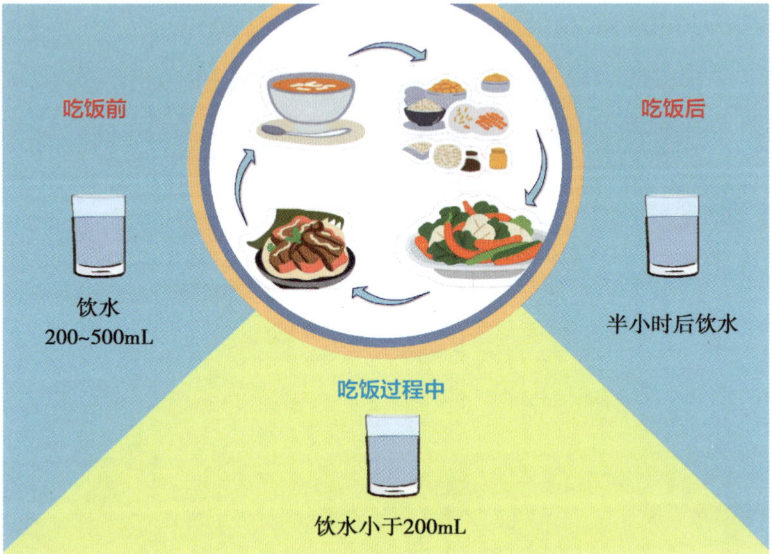

用餐场景下科学饮水

一、吃饭时喝水是好是坏

日常饮食中，吃饭时喝水是一个看似微不足道却常被讨论的习惯，实则背后藏着关乎健康的小秘密。这一行为不仅关乎消化效率，还可能影响营养吸收与身体平衡。随着健康意识的提升，越来越多的人开始关注这一细节，探索其背后的科学原理，以期找到最佳的饮食搭配方式。那么，吃饭时喝水，究竟是好是坏？

听专家说

非必要情况下，在吃饭时尽量不要大量喝水。如果要喝，建议不超过200mL。

1. 吃饭时大量喝水影响食量

在吃饭时尽量不要大量喝水，因为吃饭时大量喝水首先会影响食量。吃饭时喝水，水分会停留在胃部产生短暂的饱腹感，可能导致正餐能量摄入不足，或可能导致非进餐时间摄入多余能量，进而影响整体饮食摄入的均衡性。

2. 吃饭时大量喝水影响消化功能

吃饭时大量喝水，会稀释胃酸，从而影响胃对食物的消化效率，降低部分营养物质的吸收率；大量喝水也会影响胃蠕动，胃蠕动过程中会将食物慢慢研磨成食糜，帮助胃肠道消化吸收。除此之外，吃饭时大量喝水会将食物变软，从而减少了牙齿的咀嚼次数，直接将食物吞咽，没有完全嚼碎的食物进入肠胃后，会加重肠胃的消化负担。

因此，在吃饭时如果非必要，尽可能不要大量喝水，如果需要喝水，尽可能控制在200mL以内，也可选择用汤替代白水。

健康加油站

肠胃功能不佳，容易腹胀、反酸、烧心的人，不适合边吃饭边大量喝水，否则可能会加重身体的不适感，但可适量饮水。

二、"饭前先喝汤"有科学依据吗

人们传统的进食顺序常常是先吃主食、蔬菜和肉类，随后在接近饱腹时再盛一碗汤。而民间一直流传着"饭前先喝汤，胜过良药方"的俗语。那么，究竟什么时候喝汤最合适？

听 专家说

“饭前先喝汤”因人而异，对于大多数人来说，饭前喝水或饮用低能量密度的汤有助于健康，但胃部不适的人群则可能不适合。

1. 餐前补水可以增加饱腹感

多项研究显示，餐前补水可以减少本次进餐的能量摄入，增加饱腹感，对于正在进行体重控制的人群帮助更大。这是因为摄入水分后，胃部会产生一定的膨胀感，并发送信号给中枢神经系统，提示减少进食，同时还可以刺激胃部分泌消化酶，提高食物的消化效率。

2. 餐前补水因人而异

对于2型糖尿病患者来说，在每次进餐前30分钟喝250~500mL水，不仅可以减少本次进餐的能量摄入，而且长期坚持对体重、腰围、空腹血糖以及低密度脂蛋白胆固醇都有一定的改善作用。而对于胃部不适的人群来说，饭前喝汤可能会增加胃酸分泌，反而不利于胃部保养。痛风患者更需要注意避免喝肉汤，以防尿酸升高。因此，“饭前先喝汤”需根据个人情况调整。

3. 餐前补水忌早、忌多、忌烫

喝汤首选蔬菜汤，并且不宜喝得太早、太多。此外，还要注意汤的温度，避免口腔和食管被烫伤，水温超过65℃，还可能增加患食管癌的风险。

健康加油站

摄入高脂、高糖、高热量的汤，无论饭前还是饭后，都不利于体重控制。为了避免能量过剩，汤尽量不要用面粉或者淀粉勾芡，同时注意控油、控盐。

三、饭前、饭中、饭后应该如何饮水

在日常生活中，饮水习惯与我们的健康息息相关。那么，饭前、饭中、饭后这三个关键时段，应该如何科学饮水才能促进消化、维持身体水平衡呢？了解正确的饮水时机与方法，不仅能提升饮食体验，还能助力身体更好地吸收营养，保持健康活力。

听专家说

饭前半小时可以摄入100~150mL水，饭中摄入水量不超过200mL，饭后不建议立刻饮水，至少在半小时后再饮水。

1. 饭前如何饮水

饭前半小时喝水效果最好，此时摄入100~150mL水，既能稀释胃酸、缓解饥饿感，又能增加饱腹感，减少进餐时的能量摄入，对肥胖人群或者减重人群尤为有益。并且在空腹状态下喝水，水在胃中停留10分钟即可进入小肠，随后被小肠黏膜吸收进入血液，对机体补水更有帮助。

2. 饭中如何饮水

吃饭时饮水量需控制在200mL以内，避免稀释胃酸、降低胃肠道蠕动，进而影响胃的初级消化功能，同时也能防止水在胃中潴留，避免饱腹感过强、食欲下降等。需要注意的是，肠胃功能不佳，容易腹胀、反酸、烧心的人，不适合边吃饭边喝水，否则可能会加重不适症状。

3. 饭后如何饮水

饭后不宜立刻饮水，胃在饭后处于饱腹状态，如果再摄入过量的水，会导致胃慢慢扩张，长此以往胃容量增大，肥胖的发生率增高，并且饭后频繁大量饮水可能会引起烧心等症状，因此有烧心症状的人建议饭后2~3小时再饮水，并且采用少量多次的饮水方式。

健康
加油站

无论饭前、饭中还是饭后饮水，都应该小口慢饮，每次摄入 100~150mL 水，不要喝得过急。尽可能避免摄入高脂肪、高糖的汤品。患有胃肠道疾病、高血压、心脏病、肾脏疾病、肝脏疾病及急性胆囊炎的人群，需注意控制饮水量。

第五节 旅行环境中科学饮水

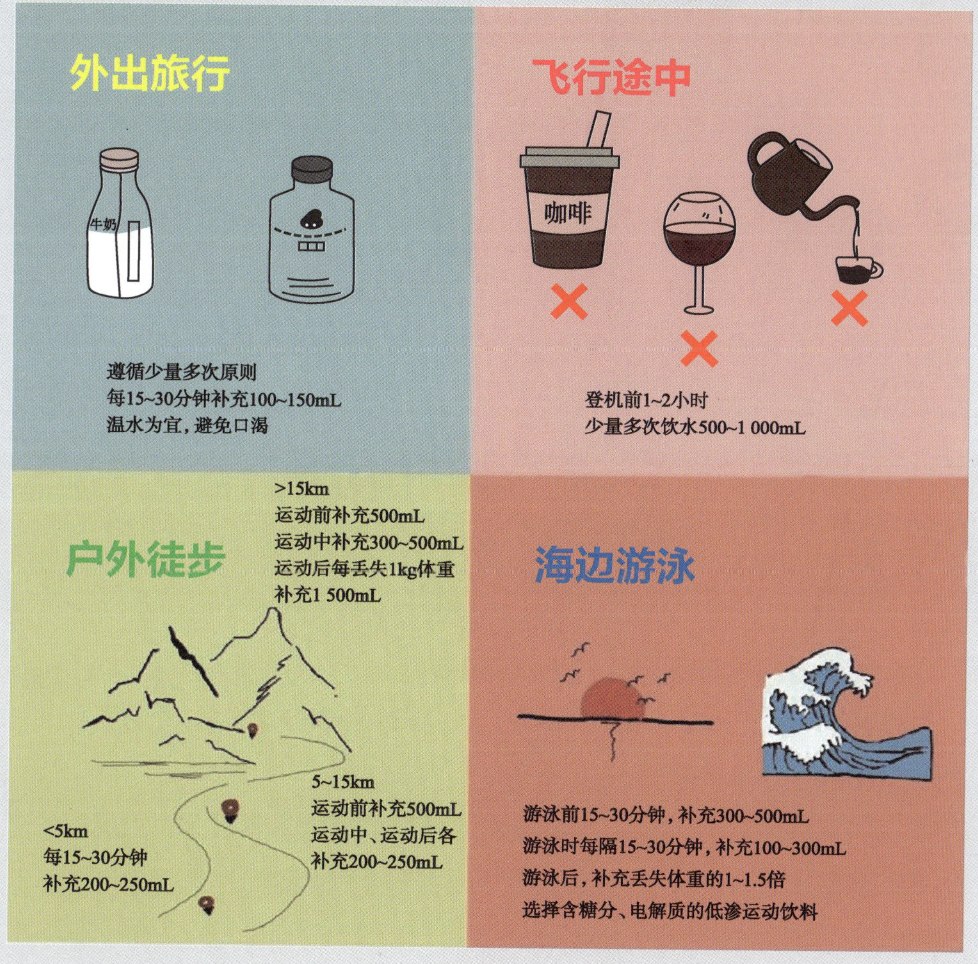

旅行环境中科学饮水

一、外出旅游时如何科学饮水

在快节奏的现代生活中，外出旅游成为人们放松心情、探索世界的热门选择。然而，旅途中的环境变化与体力消耗，让科学饮水变得尤为重要。科学饮水不仅能有效预防脱水，维持身体功能正常运转，还能提升旅行体验，确保旅途愉快与安全。因此，外出旅游时如何科学饮水，是每位旅行者必须掌握的。

听专家说

旅行途中，由于身体活动量增加，机体更容易出汗，进而陷入脱水状态，并且易出现越喝越渴的现象。这主要是因为机体大量出汗带走的不仅是热量，还有水分和电解质（如钠、钾、氯等）。

1. 及时补充电解质

身体缺水时，大脑会接收到口渴的信号并触发饮水欲望。这时，如果不能及时补充流失的电解质，体内的电解质含量减少，会影响身体的渗透压平衡。这就导致我们摄入的水分不仅不能有效地被吸收和保留在细胞内，反而更容易随汗液排出。因此，旅行过程中可以适量饮用淡盐水或者电解质水。

2. 饮用温水最佳

不少游客在身热口渴时喜欢喝冷饮和冰汽水，但这种解渴方式很可能会引发胃痉挛等胃肠道不适，还可能越喝越渴，建议外出旅游时饮用温水，可携带保温壶或保温袋，随时喝到温水。

3. 少量多次饮水

旅途中不能等到口渴才喝水，而且口渴时切勿一次性猛喝大量水。应每隔 15~30 分钟补一次水，每次补水以 100~150mL 为宜，每小时饮水量不超过 1L。旅途中，除了饮品，还可以通过水果、牛奶、粥等食物补充水分。

健康 加油站

旅行途中，尤其是郊外旅行时，切记不要喝生水，也不要饮用野外的自然水，防止因水源不洁引发感染性疾病。

二、户外徒步 / 登山时如何科学饮水

户外徒步与登山，是亲近自然、挑战自我的绝佳方式。然而，随着海拔升高和体力消耗，身体对水分的需求会急剧增加。户外活动中科学饮水至关重要——充足且合理的水分补充不仅能维持体力，还直接关系到运动安全与身体健康。在这些体力消耗大且挑战性强的活动中，保持良好的水合状态可有效预防脱水、提升运动表现、缓减疲劳。那么根据什么来进行科学补水呢？

听专家说

根据户外徒步 / 登山时长和活动强度进行合理补水，是户外活动顺利进行的关键因素之一。

1. 根据运动量合理补水

一般建议成年人日常饮水量为 2 000~3 000mL，以此维持机体正常的水合状态。通常少于 5km 的短行徒步，建议每 15~30 分钟补充 200~250mL 温水；5~15km 的中等距离（小爬坡）徒步，建议运动前 1~2 小时补充 500mL 水，运动中可少量多次补充 200~250mL 温水，运动结束后也需及时补水；超过 15km 的长距离徒步 / 登山，建议根据出汗量及时调整补水量，运动前 1~2 小时补充 500mL 水，运动中每 30 分钟少量多次补充 300~500mL 温水，可搭配电解质饮料，维持身体体液平衡，运动后每丢失 1kg 体重，需少量多次补水 1 500mL。

喜欢户外活动的朋友们，推荐使用便携的水瓶或者水背包，确保随时能补水。也可根据徒步路线，提前留

意沿途补水点并及时补充水分。

2. 根据天气条件合理补水

当然，还需要考虑天气条件，不同的气候（如温度、湿度、太阳辐射等）会改变身体的水平衡。高温高湿环境下，建议饮用含有电解质的运动饮料，每15~20分钟主动补水200~250mL；寒冷天气，建议饮用温水，既能补充水分，又能维持体温，避免胃部不适。

健康加油站

户外徒步/登山时需要时刻关注个人补水情况，可通过观察尿液颜色和身体症状判断水合状态。如果出现尿液颜色加深、尿量减少、口渴、头痛、疲劳等症状，需立即补水。

三、游泳时如何科学饮水

游泳是全身性运动，虽然身处水中，但科学饮水同样不可忽视。长时间游泳，身体通过排汗和呼吸会失去大量水分，若不及时补充，可能导致脱水、体力下降，甚至影响游泳表现与安全。因此，了解游泳时如何科学饮水，是每位游泳爱好者提升游泳体验、保持最佳状态的重要环节。

听专家说

游泳时，需定时适量饮水，游泳前、游泳过程中及游泳后，都要遵循少量多次的原则及时补水，并适量补充电解质，确保身体水分与电解质平衡。

1. 游泳会加剧机体水分流失

游泳虽然在水环境中进行，不会

像陆地上运动那样汗流浃背，但仍然需要补水。游泳时，尽管我们身处水中，但身体仍然会通过出汗的方式失去水分，只不过我们在水中并未明显感受到。同时，游泳时我们通常用嘴呼吸并且呼吸加深，水分会从呼吸道蒸发，进一步加剧身体水分的流失。这种呼吸方式还会导致唾液分泌减少，使我们感到嘴里发干、发黏，咽喉干燥。此外，在海边游泳时，身体暴露在直射的阳光下，会加速水分流失。海水中含有盐分，当身体浸泡在海水中时，盐分可能会通过皮肤吸收，海风也可能使身体表面的水分更快蒸发，这些因素都可能加剧脱水。因此，在海边游泳时更需注重科学补水。

2. 游泳时补水量的制定原则

游泳时，补水量需结合个体情况、游泳时间、环境条件等因素调整。一般来说，建议在游泳前 15~30 分钟预先补充 300~500mL 水。在游泳过程中，定时饮水非常重要，每隔 15~30 分钟补充 100~300mL 水。游泳结束后如果仍感到口渴，这是身体脱水的信号，需按丢失体重的 1~1.5 倍补充水分。

在海边游泳时，身体不仅会流失水分，还会因为海水的盐分和身体的运动强度等因素出现电解质流失。如果电解质流失过多且未及时补充，可能会出现疲劳、抽筋、头晕等不适症状，建议选择含糖分、电解质的低渗运动饮料，以减轻由身体失水和能量消耗造成的不适。

健康加油站

如果游泳时间较长或者环境条件较为恶劣（如高温、高湿等），需适当增加补水量。在极端情况下，如身体出现严重脱水症状（如头晕、乏力、恶心等），应立即停止游泳并寻求医疗帮助。

四、飞行途中如何科学饮水

高空的干燥环境与机舱压力变化，会悄然打破身体的水分平衡，因此飞行途中科学饮水尤为重要。合理饮水不仅能够缓解飞行途中的口渴与身体不适，还能有效预防脱水，保持头脑清醒和身体舒适。因此，掌握飞行途中的科学饮水方式，是每位旅行者的必备知识。

听专家说

高空飞行过程中容易造成机体脱水，因此应该合理补水以维持机体水分平衡。

1. 合理补充水分

建议在登机前1~2小时补充500~1 000mL水，确保身体充分水合。在飞行途中，建议每小时少量多次饮用约250mL温水，以保持身体水分平衡，降低脱水风险。

由于飞机机舱内的相对湿度较低（10%~20%），会加速体液蒸发，同时机舱内的低气压环境会使呼吸频率加快，进一步加剧水分流失（相关数据显示，飞机每飞行1小时，人体内水分会减少约0.3kg），因此，建议在登机前1~2小时饮用500~1 000mL水，进行预防性补水；在飞行过程中，每小时少量多次补水250mL，以减轻由低湿度、低气压引起的皮肤和喉咙干燥症状。

2. 优选瓶装水或温水

飞机上通常会提供瓶装水、咖啡、热茶、碳酸饮料、果汁、酒精类饮品等。建议优先选择瓶装水或者温水，尽量不选择咖啡、茶和酒精类饮品。因为咖啡、茶和酒精类饮品具有利尿作用，可能会加速身体水分流失，如果选择这几类饮品，需要额外补充白水，以抵消利尿作用。不建议选择碳酸饮料，因为碳酸饮料会增加胃部气体，随着气压的不断变化，会引起腹胀。建议携带水杯，在登机前装好温水；也可在飞机上升到稳定高度时，请乘务员补充温水。可以设置提醒，或者根据个人口渴感和尿液颜色来调整补水频率与补水量。

健康
加油站

飞行途中补水健康提醒

避免饮用过多咖啡和酒精类饮品，这类饮品会加速尿液排出，增加脱水风险。

选择饮用温水而不是冰水，有助于身体更好地吸收水分。

注意补充电解质，特别是对于长时间飞行或有健康问题的人群，可以考虑喝一些电解质饮料或补充电解质片来维持机体电解质平衡。

（严 翊　宋 鸽）